GESUNDHEITSSYSTEMFORSCHUNG

Herausgegeben von W. van Eimeren und B. Horisberger

Arzt-Rechner

Einführung
  Marktübersicht
Perspektiven

Herausgegeben von
R. Engelbrecht und H.-D. Hufnagel

Mit 33 Abbildungen

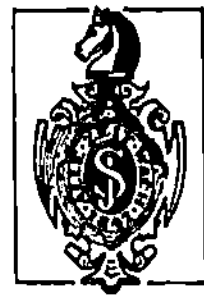

Springer-Verlag Berlin Heidelberg New York
London Paris Tokyo

Dr. Rolf Engelbrecht
Heinz-Dieter Hufnagel

Gesellschaft für Strahlen- und Umweltforschung
MEDIS Institut für Medizinische Informatik und
Systemforschung
Ingolstädter Landstraße 1, 8042 Neuherberg
Bundesrepublik Deutschland

Mit einem Beitrag über statistische Ergebnisse (im Kapitel
4) von Johannes Tritschler, MEDIS

ISBN-13: 978-3-540-17107-2   e-ISBN-13: 978-3-642-82925-3
DOI: 10.1007/978-3-642-82925-3

CIP-Kurztitelaufnahme der Deutschen Bibliothek
Arzt-Rechner : Einf., Marktübersicht, Perspektiven / hrsg. von R. Engelbrecht ; H.-D.
Hufnagel. [Mit e. Beitrag über statist. Ergebnisse (im Kap. 4) von Johannes Tritschler]. –
Berlin ; Heidelberg ; New York ; London ; Paris ; Tokyo : Springer, 1986.
(Gesundheitssystemforschung)

NE: Engelbrecht, Rolf [Hrsg.]

2119/3145-543210

Vorwort

Der vorliegende Band wurde im Rahmen des Forschungsprogramms des Instituts
für Medizinische Informatik und Systemforschung (MEDIS) der Gesellschaft für
Strahlen- und Umweltforschung (GSF) in München erarbeitet. Die Aufgaben im
Bereich von Forschung und Entwicklung (FE) des Instituts sind im Forschungs-
und Entwicklungsprogramm der GSF festgelegt: Design- und Anwendungsproble-
me von EDV-Systemen im Gesundheitswesen und die Bewertung von Technologien sind zwei Forschungsvorhaben, die zu diesem Survey Bezug haben.

Die Informationsverarbeitung ist zur Unterstützung des medizinischen Leistungs-
systems von besonderer Bedeutung. Dabei wird entweder eine Leistungsverbesse-
rung oder eine Kostensenkung bei gleichbleibender Qualität der ärztlichen Leistung angestrebt. Hinzu kommt die Aufgabe, Informationssysteme in Versor-
gungseinrichtungen sowie in anderen Institutionen zu untersuchen und Vorschläge zu ihrer Verbesserung zu erarbeiten.

Neben der Praxis wird auch die Forschung in der Medizin von einer methodisch
fundierten Informationsverarbeitung immer stärker geprägt und ist somit von lei-
stungsfähigen Methoden der Datenverarbeitung geprägt. So sind in einigen Bereichen, wie z.B. in der Epidemiologie datenverarbeitungsgestützte Verfahren un-
abdingbar.

Ähnliches wie für die Forschung gilt auch für die Praxis, hier speziell für den Bereich des niedergelassenen Arztes: der zunehmende Druck vieler junger, frisch-
examinierter Mediziner auf den "Markt" der niedergelassenen Ärzte wird zu
einem verschärften Konkurrenzkampf in diesem Bereich führen. Ein Konkurrenzkampf, der nur dem Arzt eine Chance lassen wird, der qualitativ hochwertige Arbeit in der Praxis mit mehr Zeit für den Patienten verbinden und nebenbei auch
noch seine Kosten senken kann. Realisiert werden können diese Ziele nur über
eine Entlastung von Arzt und Praxispersonal von Routinetätigkeiten, z.B. durch
den Einsatz von Textverarbeitungs- oder kompletten Arzt-Praxis-Systemen.

Die niedergelassenen Ärzte, dies wurde auf vielen Symposien und Seminaren
deutlich, sind auch am Einsatz von Computern in der Arztpraxis interessiert.
Trotzdem werden in ganz Deutschland relativ wenige Systeme eingesetzt, die mit
ihrer Kassenärztlichen Vereinigung über bedruckte Krankenscheinaufkleber abrechnen.
Dieses Buch soll all den Ärzten, die sich für den Einsatz von Praxis-Computern

interessieren, Grundlagen über die Funktionen eines solchen Rechners vermitteln und veranschaulichen, was die am Markt befindlichen Systeme könnnen, und, was sie nicht können.

Teil dieses Bandes ist auch der Auszug eines Vokabulariums, das von der Arbeitsgruppe "Anwenderkriterien" der Deutschen Gesellschaft für Medizinische Dokumentation und Statiskik (GMDS), deren Mitglieder die beiden Herausgeber sind, erstellt und von uns geändert und ergänzt wurde. Dieses Vokabularium soll grundlegende Informationen vermitteln und als Nachschlagewerk dienen.

Die vollständige Version ist im Ecomed-Verlag, Landsberg, unter dem Titel "Instrumentarium zur Auswahl von EDV-Systemen im Gesundheitswesen" erschienen und bietet neben einer Fülle von Hinweisen Anregungen und Fragen zum Gespräch mit Anbietern von EDV-Systemen.

Teil des "Instrumentariums" ist auch ein Fallbeispiel, das die Auswahl eines Teilsystems mit dem die Entscheidung unterstützenden Hilfsmittel der Nutzwert-Analyse beschreibt. Weitere Informationen zu verwendeten Ausdrücken der Datenverarbeitung kann man einschlägigen Lexika entnehmen, z.B. dem "Lexikon der Datenverarbeitung", 9. überarbeitete und erweiterte Auflage, herausgegeben von Peter Müller, erschienen 1985 im Verlag Moderne Industrie, Landsberg am Lech.

Unser Dank am Zustandekommen des Bandes gilt allen Mitgliedern der Arbeitsgruppe "Informationssysteme" des Medis-Instituts, insbesondere Jeanette Jorczik, Ellen Reinhard, Christoph Goetz, Daniel Kobler, Dietmar Braun und Janina Hofmann für die umfangreichen Vorbereitungsarbeiten bei Erstellen und Versenden des Fragebogens, und der Erstellung der Graphiken, der Arbeitsgruppe "Anwenderkriterien" der Gesellschaft für Medizinische Dokumentation und Statistik (GMDS), deren Mitglieder im Autorenverzeichnis aufgeführt sind, Herrn Dr.med. Dieter Hassler in Münzesheim-Kraichtal für die Beratung und Unterstützung aus der Sicht des Allgemeinmediziners,dem Zentralinstitut (ZI) der Bundeskassenärztlichen Vereinigung (KBV), vor allem Herrn Dr. Geiss für die Unterstützung, und, last not least, dem Verlag für die Herausgabe.

München, Juli 1986   Dr. Rolf Engelbrecht, Heinz-Dieter Hufnagel

Inhaltsverzeichnis

Verzeichnis der Autoren

Dr. rer. pol. Rolf Engelbrecht, München

Heinz-Dieter Hufnagel, München

Dipl. Math. Johannes Tritschler, München

Verzeichnis der Autoren des Vokabulariums

Dipl. Ing.(FH) Helmut Böckmann, Berlin

Dipl. Inform. Med. Karl-Heinz Ellsässer, Heidelberg

Dr. rer. pol. Rolf Engelbrecht, München

Dipl. Inform. Med. Roland Härtner, Neu-Isenburg

Dipl. Inform. Med. Ingrid Hengstler-Häfner, Tübingen

Dipl. Ing. Rüttger Heu, Hamburg

Dipl. Volksw. Herbert Juranek, Tübingen

Dr. med. Reinhardt Kilias, Bonn-Beuel

Priv. Doz. Dr. rer. pol. habil. Claus O. Köhler, Heidelberg

Dipl. Phys. Wolfgang Kolster, Hamburg

Dipl. Ing. Till-R. Kornemann, Berlin

Dipl. Inform. Med. Gernot Reppmann, Bad Ems

Dipl. Volksw. Klaus Schlaefer, Heidelberg

Herausgeber:

Priv. Doz. Dr.rer.pol.habil. Claus O. Köhler, Heidelberg

1 Einführung

Die Entwicklung im Bereich der elektronischen Datenverarbeitung (EDV) verlief in den letzten Jahren, vor allem im Bereich der Hardware, also der Geräte, recht stürmisch. In Abbildung 1 wird dies besonders deutlich. Auf der Abszisse sind die einzelnen Jahre aufgetragen, die logarithmisch geteilte Ordinate zeigt die maximale Anzahl von Additionen pro Sekunde und monatliche Mietkosten pro Mega-

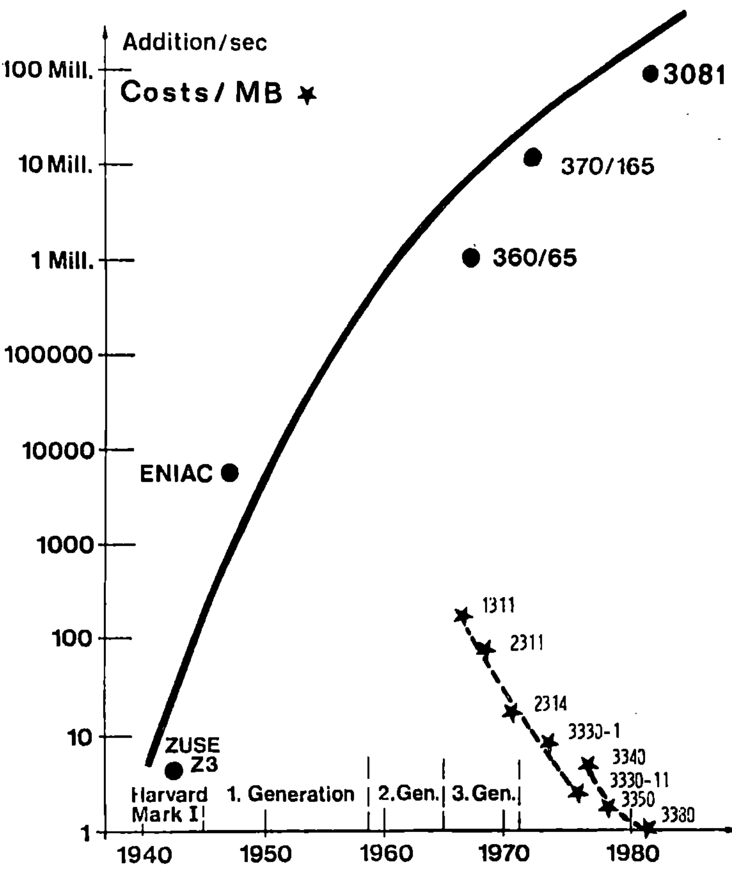

Abb. 1. Hardware-Entwicklung

byte(MB-)Plattenspeicher. Die Darstellung macht zwei Trends ganz deutlich: die Erhöhung der Verarbeitungsgeschwindigkeit und die damit einhergehende höhere Leistungsfähigkeit der Rechner in den letzten Jahren, sowie die erhebliche Degression der Kosten pro Einheit. Ursache von beiden Effekten ist die Verwendung neuer Technologien bei der Herstellung der Bauteile.

Abbildung 2 zeigt die Entwicklung der Speicherdichte auf Magnetplatten in den letzten 15 Jahren in Form von benötigtem Platz für ein Kilobyte (KB-) Daten. Der Trend zur Miniaturisierung ist unverkennbar. Im Bereich der Medizin hat dies dazu geführt, daß in der Apparate-Medizin die Instrumente, wie z.B. EKG-Auswertungsgeräte oder die Analyse im chemischen Labor schneller, preisgünstiger und im größeren Rahmen einsetzbar geworden sind. Eine der Folgen davon ist, daß der Arzt heute über wesentlich mehr Daten verfügt, als noch vor etwa 10 Jahren. Ob es ihm allerdings gelingt, alle notwendigen Informationen hieraus zu ziehen, kann bezweifelt werden: schließlich kommt zu dieser internen, patientenbezogenen Informationsflut noch die enorme Steigerung des externen Wissens, z.B. durch Forschungen im Bereich der Medizin, neue Medikamente, neue Therapien und Diagosehilfen, hinzu. Dazu beeinflussen andere Größen, wie kostenbewußtes Handeln, Personalknappheit und Dokumentationspflicht der einzelnen Tätigkeiten. die Arbeitsweise des Arztes

In diesem Zusammenhang ist die medizinische Informationsverarbeitung, bzw. die "Medizinische Informatik" aufgefordert, mit ihren Methoden zu helfen und den Arzt oder das medizinische Personal in die Lage zu versetzen, ihrem Auftrag im

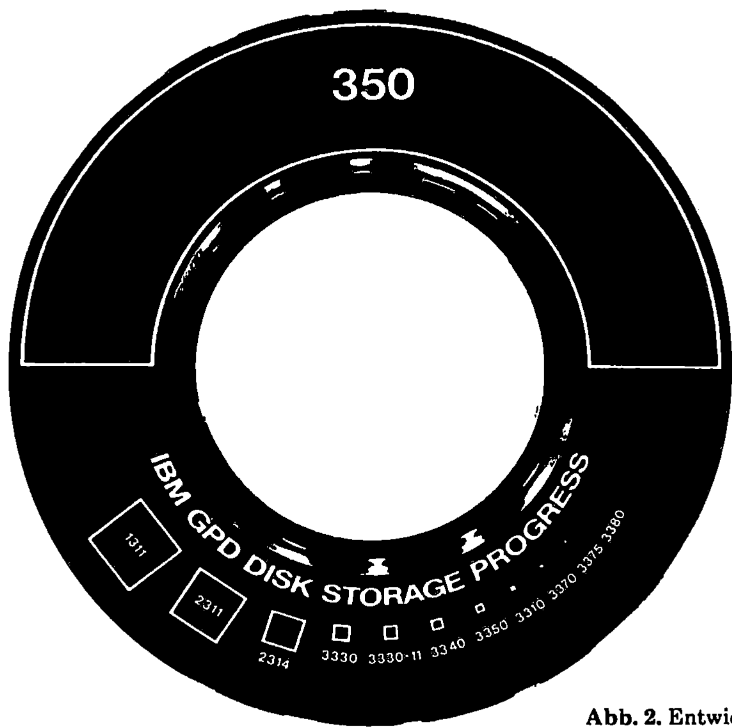

Abb. 2. Entwicklung der Speicherdichte

Rahmen der Gesundheitsversorgung besser gerecht zu werden. Dabei sind nicht
nur die Rentabilität der Systeme, sondern auch die Akzeptanz durch die Benutzer
von entscheidender Bedeutung. Letztendlich wird der Einsatz neuer Methoden in
der Medizin nur durch eine Steigerung oder Sicherung der Qualität gerechtfertigt.

Wie die Abbildungen 1 und 2 gezeigt haben, wird die zur Verfügung stehende
Hardware immer schneller, billiger und kleiner, und damit auch leichter verfügbar an dem Ort sein, wo sie gerade gebraucht wird. Gleichzeitig wird die Hardware
aber auch vielfältiger, problemangepaßter. Wie James Martin, einer der Prophe-
ten der Datenverarbeitung, meinte, müssen wir noch in dieser Dekade mit einer
Verhundertfachung der verkauften und installierten Computerleistung rechnen.
Daraus wird deutlich, daß in Zukunft die Software der Engpaß sein wird, wenn
nicht andere Methoden der Erstellung von Anwendungssystemen gefunden
werden.

Technischer Wandel und ständig steigende Anforderungen machen auch vor dem
niedergelassenen Arzt keinen Halt: Gesetze und Verordnungen blähen die administrativen Aufgaben auf, das medizinische Wissen nimmt immer noch zu, und,
abgeleitet aus der geltenden Rechtssprechung, wachsen auch die Ansprüche an die
medizinische Dokumentation. Höhere Inanspruchnahme medizinischer Leistungen, Untersuchungs- und Behandlungsmethoden lassen ebenso wie die verstärkte
Langzeitbetreuung von Patienten die Menge der anfallenden Daten ständig weiter
anwachsen. Außerdem wird gerade im medizinischen Bereich der Ruf nach Ko-
stendämpfung immer lauter, ebenso wie die Forderung nach der Transparenz der
entstandenen Kosten.

Dies alles kann nach Reichertz <REI80> nur in die Forderung nach Automati-
sierung münden. Einsatzmöglichkeiten sind hier nicht nur im Bereich der Labor-
datenverarbeitung zu sehen <HUF85>, sondern auch bei Administration und
Abrechnung, der Medizinischen Dokumentation und Entscheidungsfindung, der
Arzneimittelverordnung und Kontrolle <SMA85>.

1.1 Entwicklung

Obwohl die Anzahl der am Markt angebotenen Arzt-Praxis-Systeme immer mehr
zunimmt, stagniert die Anzahl der installierten Systeme, bzw. nimmt nur minimal
zu. Knapp 1.000 Systeme sind inzwischen installiert, die mit den jeweiligen Kassenärztlichen Vereinigungen abrechnen. Dem stehen zur Zeit etwa 70.000 Mediziner gegenüber, die an der kassenärztlichen Versorgung teilnehmen. Viele Marktgegebenheiten und -entwicklungen lassen sich einfacher aus der Produkt-Historie
verstehen. Aus diesem Grund wollen wir hier kurz auf die internationale und
nationale Entwicklung der Arzt-Praxis-Computer eingehen.

1.1.1 Historische Entwicklungen

Obwohl sich, aus naheliegenden Gründen, wie z.B. den in Deutschland geltenden
Zulassungskriterien und spezifischen Marktgegebenheiten die vorliegende Unter-

suchung auf den deutschen Markt beschränken muß, kann beim Versuch, die historische Entwicklung zu schildern, die internationale Entwicklung nicht vernachlässigt werden.

Bereits Ende der 60er Jahre zeigte der Wiener Internist Josef Schmid, daß es möglich ist, eine große Anzahl manueller Schritte der Verarbeitung in der ärztlichen Praxis anfallender Daten durch die Einbeziehung von Computern zu rationalisieren. Im Laufe der Zeit hat sich auch in den Vereinigten Staaten, obwohl dort ganz andere Anforderungen an Gesundheitssystem und niedergelassene Ärzte bestehen, der Computer in der Arztpraxis durchgesetzt. Etwa 10 Prozent aller niedergelassenen Ärzte sind inzwischen mit Arzt-Praxis-Computern ausgerüstet. Dies liegt einerseits an der Einstellung der Benutzer (darunter auch der Ärzte) zum Computer, zum anderen aber auch an speziellen Entwicklungen in diesem Bereich: eine davon stellt die am Massachussett General Hospital entwickelte Programmiersprache MUMPS dar, die Datenhaltung und Bildschirmsteuerung integriert. Mit der Hilfe von MUMPS sind beispielhafte und häufig angewandte Informations- und Verarbeitungssysteme entstanden, die zur Unterstützung von Arzt und Verwaltung eingesetzt sind und auch in europäischen Finnland unter dem Namen FINSTAR vertrieben werden. Im Bereich der niedergelassenen Ärzte ist dies COSTAR (Computer Stored Ambulatory Record), im Krankenhausbereich beispielsweise das System ACTION 1500 der Firma SMS.

In Deutschland versuchte von 1965 bis 1970 Marktführer IBM eine großrechnergestützte, und damit ziemlich teure Lösung am Markt durchzusetzen. Schwerpunkte dieser Lösung bildeten rechnergestützte Diagose- und Therapie-Unterstützung. Nachdem sich diese Lösung auf dem Markt nicht durchsetzen konnte, stellte IBM den Vertrieb ein.

1.1.2 Öffentlich geförderte Projekte

Von 1971 bis 1975 legte die Bundesregierung ihr 2. DV-Programm zur Förderung der Datenverarbeitung (DV) auf, das auf den Ergebnissen und Erfahrungen des ersten DV-Programms aus den Jahren 1967 bis 1970 beruhte. In diesem zweiten Programm förderte das Bundesministerium für Forschung und Technologie (BMFT) auch erstmals den Einsatz von "Datenverarbeitung in der Medizin" (DVM) mit DM 117 Mio. Die Projektträgerschaft hierfür übernahm die Gesellschaft für Strahlen- und Umweltforschung (GSF) in München. Schwerpunkt dieses an und für sich sinnvollen Förderungsansatzes war die Erschließung der Datenverarbeitung für spezifisch ärztliche Anwendungen (Schneider 76). Einen guten Überblick gibt der Bericht eines Symposiums, dem auch das vorige Zitat entnommen ist. Der Bereich 'Ärztliche Praxis' im Teilprojekt II enthielt die Vorhaben:

- DIPAS (Dokumentations- und Informationsverbesserung in der Praxis des niedergelassenen Arztes mittels EDV-Service), und
- INA (Informationssystem für niedergelassene Ärzte).

Dieses Förderungsvorhaben zielte darauf ab, die Informationsgewinnung und den Informationsfluß innerhalb von Einzelpraxen, Praxisgemeinschaften, Gruppenpraxen und zwischen Praxis und Kassenärztlicher Vereinigung (KV) zu verbessern. Technologisch gesehen wollte man damit die Entwicklung praxisgerechter DV-Technik (Hardware und Software) vorantreiben und in andere medizinische Versorgungsbereiche integrieren. Ein Ergebniss dieses Vorhabens ist das Arzt-Computer-System (ARCOS), das heute noch kommerziell genutzt und in einer erweiterten Form angeboten wird. Es diente daneben als Vorlage oder Basis für eine Reihe von Systemen für die ärztliche Praxis.

Die Förderungsvorhaben bildeten aber auch die Basis für spätere industrielle Entwicklungen. DIPAS führte zum Ansatz DOC (Doctor's Office Computer) und hat heute mit der Entwicklung des Systems BAIK (Befunddokumentation und Arztbriefschreibung im Krankenhaus) durch W. Giere seinen vorläufigen Abschluß gefunden. Eine gute Übersicht über das System mit einer ausgezeichneten Literatur- und Schlagwortzusammenstellung vermittelt (Giere 86).

Im Rahmen des Gesamtprojekts diente DIPAS in der Definitionsphase als "Pilot-Studie", als erster Schritt und Nukleus in der Realisationsphase. Ziel war, nach Möglichkeit zu demonstrieren, wie durch EDV-Einsatz in der Praxis des niedergelassenen Arztes die folgenden Ziele zu erreichen sind:

- Rationalisierung der Befunderstellung
- Beschleunigung der Befundübermittlung
- Dokumentation der in der Praxis des niedergelassenen Arztes anfallenden Daten
- Ermittlung des medizinischen Informationsspektrums, der Diagnose- und Befundhäufigkeiten in den verschiedenen Fachrichtungen der ambulanten ärztlichen Versorgung durch Auswertung der gespeicherten Daten.

Diese Ziele waren alle medizinischer Art und sollten durch Anschluß von zunächst 12 niedergelassenen Ärzten mit Daten-Endgeräten (also keinen eigenen Praxis-Rechnern) an ein Service-Rechenzentrum (der Deutschen Klinik für Diagnostik) erreicht werden. Es sollte überlegt werden, ob BAIK nicht auch als Komponente in Arztrechner integriert werden konnte.

Über die weitere Verwendung des INA-Konzepts wird im folgenden Kapitel berichtet. Bemerkenswert ist der Umfang der Analysen und des Konzepts, das in vielen Punkten sicher nichts von seiner Aktualität verloren hat (Schaefer76).

Das INA-System war zunächst ein rein administratives System, das nur Abrechnungsfunktionen hatte, mit kleinen Rechnern arbeitete und eigentlich nur zur Patientenverwaltung und Abrechnung einzusetzen war.

Der Teilbereich III in Tabelle 1 hat den Schwerpunkt im Teilprojekt 1 'Informationsfluß zwischen verschiedenen Einrichtungen des Gesundheitssystems', welches das Akronym DOMING erhielt (DV-Projekt zur Lösung überbetrieblicher Organisations- und Managementaufgaben durch Integration des normierten Infor-

Tabelle 1. Aufbau des Projektrahmenplanes DVM. Zuwendungsbeträge für die einzelnen Teilbereiche von 1971-75 in Mio. DM

Teilprojekt 1 spezifisch ärztliche Tätigkeit		Teilprojekt 2 DV in medizinischen Versorgungseinrichtungen		Teilprojekt 3 DV für überbetriebliche Versorgungseinrichtungen	
Labormedizin	5,5	Krankenhausadministration und Funktionssteuerung	10,8	Informationsfluß zwischen verschiedenen Einrichtungen des Gesundheitssystems	5,2
Nuklearmedizin	8,0	Ärztliche Praxis	3,8	Vorsorgeuntersuchungen und Präventivmedizin	2,5
Funktionsdiagnostik (EKG, EEG, PKG	24,6	Sonstige Einrichtungen (Blutspendedienst, Gesundheitsamt)	2,6	Überregionale Auskunfts- und Auswertungssysteme	2,1
Intensivpflege und Überwachung	12,5				
Sonstige Diagnose- und Therapieunterstützung (Diagnostische Algorithmen, Datenbankentwicklung, statistische Auswertungen)	39,1				
Zuwendungsbeträge 1971-75 gesamt	89,7		17,2		9,8

mationsflusses zwischen verschiedenen Einrichtungen des Gesundheitswesens).
Der Teil DOMING III 'Informationsverbund für niedergelassene Ärzte und sonstige an der ambulanten Versorgung beteiligte Einrichtungen unter Benutzung
eines zentralisierten DV-Systems (Geiss 76) wurde vom Zentralinstitut (ZI) der
Kassenärztlichen Bundesvereinigung (KBV) übernommen, das auf die Entwicklung eines eigenen Arztrechners für Augenärzte aufbaute.

1.1.3 Industrie-Kooperationen

Marktreife Lösungen haben diese Förderungsprogramme des BMFT nicht gebracht, keines der erstellten Systeme wurde in der Praxis und im Routinebetrieb
eingesetzt. Trotzdem hatten diese Förderungsmaßnahmen Einflüsse auf Entwicklungen und Zusammenarbeit von Industrie und öffentlichen Einrichtungen.

Als Beispiel sei hier eine Feldstudie genannt, die in den Jahren 1975-1979 mit der
Abteilung Medizinische Informatik der Medizinischen Hochschule Hannover
(MHH) als Gemeinschaftsprojekt der Firma Siemens, des Zentralinstituts (ZI) der
Kassenbundesärztlichen Vereinigung (KBV) in Köln und der Kassenärztlichen
Vereinigungen (KVen) Niedersachsens und Bayerns durchgeführt wurde. Feder-
führend bei diesem Projekt waren die Medizinische Hochschule und Professor
Reichertz. Die Ergebnisse dieser Zusammenarbeit sind in der Veröffentlichung
"Praxiscomputer im Routinetest - Begleituntersuchung eines Feldversuchs", er-
schienen in der Wissenschaftlichen Reihe des Deutschen Ärzte-Verlags, doku-
mentiert.

Als Beispiel für die Verwirrung und Intransparenz des Arztrechner-Marktes sei
hier eine (recht renommierte) Firma angeführt: bereits seit 1974 beschäftigt sich
die Firma MCS in Wiebaden mit Anwendungen von EDV im Krankenhauslabor.
Basierend auf dem INA-Entwurf entstand 1977 eine Kooperation der Firmen
NCR, Boehringer und MCS. Ergebnis war das System "COSINA", das später in
"MCS 100" umgetauft wurde. Die Entwicklung, die diese INA-Basis weiterhin
nahm, wird dann ziemlich unübersichtlich.

1981 trennte sich die Firma Boehringer, die ein paar Jahre zuvor MCS aufgekauft
hatte, wieder von ihrer Tochter und stellte alle EDV-Aktivitäten, sowohl im Labor, als auch im Praxis-Computer-Bereich ein. INA blieb jedoch zunächst bei Boehringer Mannheim, ebenso wie die Tochter Consulab. 1982 hörte dann Boehringer
entgültig mit seinen EDV-Systemen auf, verpflichtete sich aber, die Arzt-Systeme
bis 1988 weiterzupflegen, aber nicht mehr weiterzuentwickeln. Bereits 1983 griff
MCS (COS)INA wieder auf, und übernahm System und Verpflichtungen von Boehringer.

Unter dem Namen MCS-INA wurde das System mit neuer Hard- und Software
wieder auf den Markt gebracht. Besonderen Wert legte man, nach Angaben von
MCS, aber darauf, daß die alten Systeme weiterhin zu verwenden waren. MCS
hatte so auch für "ältere INA-Kunden" die Möglichkeit geschaffen, alte Daten auf
die neuen Rechner zu übertragen und so mit neuen und moderneren Systemen und
den alten Daten weiterarbeiten zu können.

1.1.4 Übersicht Ärzte, Fachgruppen, Zahlen

Der "Markt" für Arzt-Praxis-Systeme sind die niedergelassenen Ärzte. Die Tabelle 2 macht deutlich, wie groß die einzelnen Marktsegmente nach Fachrichtungen sind.Bereits in den Jahren 1982/83 befragte die Arbeitsgruppe Sozio-Ökonomie des MEDIS-Instituts der GSF bayrische Kassenärzte. Die Basis der Befragung bildete eine Zufallsstichprobe innerhalb derer jeder vierte in Bayern niedergelassene Kassenarzt mit Niederlassung vor dem 1. Januar 1980 befragt wurde. Die Tabelle 3 zeigt die Verteilung über Arztgruppen und Praxisgrößen, wobei die Anzahl der Behandlungsscheine des vorhergehenden Quartals als Indikator für die Praxisgröße benutzt wurde. Die Tabelle zeigt recht deutlich, daß die Schein- und Patientenanzahl der einzelnen Fachgruppen unterschiedlich verteilt sind. So haben beispielsweise 65,2 Prozent bayrischer Chirurgen weniger als 800 Scheine, bei den Allgemeinärzten sind es nur noch 28,5 Prozent. Diese Zahlen haben natürlich auch Einfluß auf Größe und Ausstattung eines Praxissystems.

1.1.5 Arzt-Rechner-Entwicklung in den USA

Aus der Struktur des amerikanischen Gesundheitswesens resultieren auch Systeme, die die Bedürfnisse dieser Struktur abdecken. Viele Ärzte sind als Belegärzte

Tabelle 2. Ärzte nach Gebietsbezeichnungen
in freier Praxis

Gebiets- bezeichnung	Anzahl (absolut)	Anzahl (%)
ohne Gebiets- bezeichnung	14 806	23,1
Allgemeinmedizin	13 343	20,8
Innere Medizin	10 322	16,1
Frauenheilkunde	5 365	8,4
Kinderheilkunde	3 201	5,0
Augenheilkunde	3 056	4,8
Orthopädie	2 389	3,7
HNO-Heilkunde	2 291	3,6
Nervenheilkunde	1 733	2,7
Dermatologie/ Venerologie	1 711	2,7
Chirurgie	1 680	2,6
Urologie	1 294	2,0
Radiologie	1 123	1,8
sonstige	1 718	2,7

Tabelle 3. Verteilung der Anzahl Scheine eines Quartals auf die verschiedenen Fachgruppen (MEDIS-Ärztebefragung 1982/83)

		Arztgruppe							
	Bayern-basis*)	Allg. Ärzte	Inter-nisten	Frauen-ärzte	Kinder-ärzte	Augen-ärzte	Chirurgen	HNO-Ärzte	Ortho-päden
Anzahl Scheine	%	%	%	%	%	%	%	%	%
unter 400	8.9	8.5	11.5	7.0	7.7	4.1	28.1	10.2	4.1
400 - < 800	24.9	20.0	35.2	12.1	21.4	12.3	37.1	24.2	15.3
800 - < 1200	25.1	23.1	29.4	26.1	32.5	17.8	23.6	33.8	37.8
1200 - < 1600	20.0	24.8	14.7	21.6	22.2	24.7	7.9	19.1	17.3
1600 - < 2000	11.7	12.5	5.2	16.6	9.4	26.0	3.4	7.0	15.3
2000 und mehr	9.4	11.1	4.0	16.6	6.8	15.1		5.7	10.2
Summe	100.0	100.0	100.0	100.0	100.0	100.0	100.0	100.0	100.0

*) 'Bayernbasis' = Zufallsstichprobe: jeder 4. niedergelassene Kassenarzt in Bayern mit Niederlassung vor dem 01.01.1980

an Krankenhäusern tätig und benutzen die DV-Systeme dieser Krankenhäuser mit. Andere sind in Praxisgemeinschaften zusammengeschlossen und nutzen ein gemeinsames System. Das bekannteste und erfolgreichste System in diesem Bereich ist COSTAR (Computer Stored Ambulatory Record), ein Produkt des "Massachussetts General Hospital", das in der Programmiersprache MUMPS geschrieben, und daher auf vielen unterschiedlichen Rechnern einsetzbar ist. Es gibt hierfür auch eine Benutzervereinigung, die aktiv an der Weiterentwicklung von MUMPS mitarbeitet und Fortbildungskurse für Benutzer veranstaltet.

Insgesamt gesehen ist der amerikanische Markt nicht weniger transparent als der deutsche. Es gibt (noch) keine zentrale Veranstaltung, auf der Ärzte und Systemanbieter aufeinandertreffen, wie z.B. die MEDICA.

Allerdings gibt es in den USA eine Zeitschrift, "MD Computing", die einen Einkaufsführer, den "Buyer's Guide", mindestens einmal jährlich herausgibt. Diese Zeitschrift erhebt per Fragebogen von den einzelnen Firmen Daten, die in Übersichtsform abgedruckt werden. Die Tabelle 4 ist aus dem zweiten jährlichen Einkaufsführer November/Dezember 1985 herausgearbeitet, der die folgenden Rubriken enthält:

- Praxis-Systeme
  (Beschreibungen, Sachregister, Anbieter, Hardware, Betriebssystem)
- Einsetzbarkeit
- Spezialprogramme

Tabelle 4. Verwendete Programmiersprachen der Arzt-Praxis-Systeme USA

Programmiersprache	Anzahl	%
BASIC	58	50
COBOL	15	12
RPG II	7	6
C	6	5
dBase	6	5
Assembler	4	3
PASCAL	3	3
MUMPS	3	3
Sonstige	12	10
Keine Angabe	3	3
Summe	117	100

Dieser Übersicht zufolge gibt es auf dem amerikanischen Markt zur Zeit 97 Anbieter, die 108 verschiedene Systeme anbieten. Der Leistungsumfang dieser Systeme ist höchst unterschiedlich. Sie enthalten aber alle die Funktionen Patientenverwaltung und Abrechnung. Alle Systeme oder Programme, die nur eine Funktion, wie z.B. Blutgasanalyse, Statistik oder Schulung, abdecken, sind in den 159 Spezialprogrammen enthalten.

Die Funktionen der Praxissysteme sind für den deutschen Leser weniger interessant, da sie ausschließlich administrativer Natur sind. Dagegen zeigen benutzte Hardware, Betriebssysteme und Programmiersprachen Trends, die auch für uns interessant sind. Da in den uns vorliegenden Ausgaben aber Daten über die Anzahl verkaufter Systeme fehlten, sind die Ergebnisse zu relativieren.

Lediglich 25 Prozent der auf dem amerikanischen Markt angebotenen Systeme sind mehrplatzfähig, d.h. daß die Mehrzahl der Systeme immer nur für einen Benutzer zugänglich ist: ein Zustand, der sich in der Funktionalität niederschlägt und für eine volle Praxisunterstützung nicht ausreichend ist.

Die benutzte Hardware spiegelt in etwa das vorher Gesagte wider und zeigt den deutlichen Trend hin zu Personalcomputern, ein Trend, der auch bei deutschen Praxisrechnern zu beobachten ist. Dies hängt sicherlich nicht zuletzt mit den relativ niedrigen Preisen für solche Computertypen zusammen.

Noch 1982 gehörten zwei Drittel der installierten Praxissysteme technologisch zur mittleren Datentechnik (MDT), ein Drittel zum Typ Microcomputer. Der Anteil der MDT hat bis 1985 auf 15% abgenommen, während die Microcomputer, deren Hauptteil die Personal Computer stellen, 85% des Markts ausmachen.

Die Sprache, in der Systeme programmiert sind, sagt auch etwas über die jeweiligen Hersteller aus. So ist die Mehrzahl der kommerziellen Anwendungssysteme auf Großrechnern in der dafür entwickelten Programmiersprache COBOL (COmmon Business Oriented Language) realisiert. Bei den Praxissystemen hingegen sieht es ganz anders aus, wie die Tabelle 4 zeigt. Die Mehrzahl der Systeme (58 von 108) benutzt BASIC, eine Sprache, die erst durch die Personal-Computer-Welle weit verbreitet wurde. Die kommerziell orientierten Sprachen COBOL und RPG II werden noch von 22 Systemen benutzt. Bemerkenswert sind auch die dBase- und MUMPS-Entwicklungen, die integrierte Software (Programmiersprache, Datenverwaltung und Bildschirmsteuerung in einem) einsetzen.

Bei den verwendeten Betriebssystemen zeigt sich, daß sich MS-DOS (bzw. PC-DOS), das System, mit dem der IBM-PC und Kompatible betrieben werden, und CP/M (bzw. MP/M) die Waage halten und mit zusammen 86 Nennungen am häufigsten benutzt werden. Das entspricht, bei 167 verschiedenen Nennungen, einem Anteil von 50 Prozent. Die Gesamtmenge liegt so hoch, weil einige Praxissysteme auf mehreren Betriebssystemen ablauffähig sind.

Tabelle 5 zeigt den Stand der Entwicklung auf dem Sektor Praxisrechner in den USA. Hier sind unabhängige Spezialprogramme dargestellt, die auf unterschiedlichen Rechnern angeboten werden.

Tabelle 5. Spezialprogramme auf dem USA-Markt (M. D. Computing,
Nov. /Dez. 1985)

Beschreibung	Anzahl
Ernährung-, Diät-Planung und Beratung	16
Education, Aus-, Fortbildung, Schulung	
Ärzte	13
davon Patienten	4
Krankengeschichten (Medical Records)	10
davon Interviewsysteme	6
Krankenscheinverarbeitung	6
Statistik	6
Verarbeitung DRG (Diagnosebezogene	
Fallpauschale)	5
Terminverwaltung	5
Entscheidungsunterstützung	4
Intensivmedizin	4
Arzneimittelwechselwirkungen	4
Health Appraisal	4
Cardiologie-Unterstützung	3
Rezeptschreibung	3
Laborsysteme	3
Telekommunikation, Electronic Mail	3
Einzelprogramme wie: Materialverwaltung,	
Infektionskontrolle, Antibiotika, Nursing,	
Immuno-Information und einzelne	
Fachsysteme für Ophtalmologie, Radiologie,	
Elektrokardiogramm, Herzschrittmacher,	
Brustkrebs und Klinische Studien	15

Ausgenommen sind Komplettsysteme, die
auch in der Rubrik der Spezialprogramme
aufgeführt wurden und reine administrative
Systeme für Finanz-Management

1.1.6 Aktuelle Marktsituation

Der Ärzte-Markt, so scheint es zumindest nach einer Umfrage des Verbandes der
niedergelassenen Ärzte (NAV) im September 1984, ist "reif" für den Praxis- oder
Arzt-Computer. Von den in die Sparte "EDV-Interessierte Ärzte" fallenden Teil-

nehmern hatten sich immerhin 80,5 Prozent über Praxis-Computer informiert, die
meisten davon durch Bücher oder Broschüren, Gespräche mit Kollegen und dem
Fachhandel, Messebesuche oder Computer-Zeitschriften.

Interessant sind auch die Antworten der an der NAV-Umfrage teilnehmenden
Ärzte auf die Frage, wie denn das Informationsangebot verbessert werden könnte:

über zwei Drittel sind der Meinung, daß dies über das Medium arztspezifische
Computerliteratur geschehen sollte. Vorrangigstes der dabei gewünschten Themen ist die Beantwortung der Frage "Welches ist der richtige Computer für meine
Praxis ?", dicht gefolgt von der Frage "Wie erkennt man gute bzw. schlechte Programme ?".

60 Prozent wünschen sich auch Adressen von neutralen und kompetenten Bera-
tern. Die Adressen solcher Beratungsfirmen haben wir im Anhang angeführt.

Angesichts der Tatsache, daß im Augenblick über 100 Systeme die Zulassung des
Zentralistituts (ZI) der Kassenärztlichen Bundesvereinigung haben, d.h. die ab-
rechnungsrelevanten Programmteile geprüft wurden, wächst die Unsicherheit der
potentiellen Anwender. Dies unter anderem auch dadurch, daß die Zahl derjenigen
Ärzte-Kollegen, die beim Einsatz eines Computers in ihrer Praxis nicht den gewünschten Erfolg erzielen konnten, erheblich anstieg. Geschichten von Ärzten,
die, um ihr System überhaupt erst benutzen zu können, zur Selbsthilfe, d.h. zeit-
aufwendigen Eigenprogrammierung Zuflucht genommen haben, füllen seitenwei-
se die einschlägigen Zeitschriften.

Unklarheit herrscht bei vielen Interessenten auch über die notwendige Genehmigung der Kassenärztlichen Bundesvereinigung für die EDV-gestützte Abrechnung. Am Markt werden zur Zeit noch Systeme ohne Genehmigung angeboten.
Diese eignen sich aber höchstens, wenn sie dazu überhaupt in der Lage sind, für
die Privat-Liquidation. Eine Liste der geprüften Systeme ist beim ZI der KBV in
Köln zu erhalten (siehe auch Kap. 2.3 Zulassungskriterien des ZI).

Die Tatsache der Prüfung durch das ZI allein ist noch kein Qualitätsmerkmal. Sie
kann nur ein erstes Auswahlkriterium, eine Mindestanforderung sein und stellt
sicher, daß mit dem gekauften System mit Ersatz- und RVO-Kassen ohne Probleme abgerechnet werden kann.

1.2 MEDIS-Arzt-Rechner-Umfrage "DOCS"

1.2.1 Sinn und Zweck der Umfrage

Ausgehend von der weitgehenden Unsicherheit, mit der viele niedergelassene Ärzte und medizinisches Personal dem Arzt-Computer-Markt gegenüberstehen, be-
gann die Arbeitsgruppe "Informationssysteme" des MEDIS-Instituts der GSF in
München mit einer Marktanalyse. Das Institut ist eine interdisziplinäre For-
schungseinrichtung, die sich aus Medizinern, Psychologen, Mathematikern, Na-
turwissenschaftlern und Medizinischen Informatikern zusammensetzt. Es wurde

ein Fragebogen erstellt, der an alle Anbieter käuflicher Systeme, die zu diesem Zeitpunkt mit einem Prüfstempel des Zentralistituts versehen waren, verschickt wurde. Die Auswertungen dieses Marktüberblicks richten sich an Ärzte in freier Praxis, die

- Interesse an der Datenverarbeitung haben
- einen Überblick zu diesem Thema bekommen wollen
- eine Praxis neu eröffnen oder
- in ihrer Praxis Organisationsprobleme haben (wobei die Computerisierung einer chaotisch geführten Praxis nicht zu einer besseren Organisation sondern eher zu organisiertem Chaos führt).

Die Ergebnisse sollen einen ersten Überblick geben und Anregungen für diesen Bereich vermitteln. Nicht zuletzt sollen auch sonstige auf diesem Gebiet in Praxis, Forschung, Ausbildung und Beratung tätige Personen, wie zum Beispiel Auszubildende, Verbände und Arzthelferinnen einen Marktüberblick erhalten und, wie alle anderen angesprochenen Zielgruppen dieses Bandes, in die Lage versetzt werden, Kriterien für eine eigene Entscheidung aufzustellen. Aus diesem Grund ist in diesem Band auch ein Vokabularium abgedruckt, das als Nachschlagewerk für EDV-Spezialausdrücke gedacht ist, sowie eine Checkliste, die Prüfsteine und K.O.-Kriterien beinhaltet.

1.2.2 Vorgehensweise

Für die Durchführung einer Marktanalyse gibt es immer eine Reihe von unterschiedlichen Methoden und Möglichkeiten, die sich sowohl in der Vorgehensweise, als auch in Aufwand und Ergebnis unterscheiden. Eine Zufallsstichprobe bei Ärzten mit Computereinsatz hätte wahrscheinlich, neben den reinen Fakten der eingesetzten Rechnersysteme, auch noch Informationen über den tatsächlichen Einsatz, den Grad der Erfüllung der notwendigen Funktionen, den Nutzen und die jeweiligen Vor- und Nachteile aus der Praxis heraus erbracht. Um eine repräsentative Gesamtübersicht zu bekommen, wäre aber eine zu große Stichprobe notwendig geworden.

Wir haben uns daher für eine Befragung der Anbieterseite durch Fragebögen entschieden, um sicherzustellen, daß damit das größtmögliche Spektrum an unterschiedlichen Systemen in die Untersuchung eingeht. Die Gefahr besteht allerdings darin, daß man herstellergefärbte, also allzu positive Daten und Beschreibungen erhält. Durch die Abfrage möglichst "harter Daten" im Fragebogen, die anhand der ebenfalls angeforderten Systemunterlagen notfalls nachgeprüft werden konnten, wurde versucht, eine objektive Marktanalyse zu erstellen.

Zum Zeitpunkt der Umfrage waren 67 Systeme am Markt erhältlich. Die Vertreiber aller dieser Systeme wurden damals von uns angeschrieben. Zum 31. Dezember 1985 waren es bereits 98 Systeme, die vermarktet wurden, dazu kamen noch 28 Individual-Lösungen, die zwar eine Zulassung der Kassenärztlichen Bundesvereinigung haben, aber nicht zu erwerben sind, sowie 53 Individual-Lösungen ohne Zulassung, bei denen jede Abrechnung einzeln geprüft wird.

Eine Analyse der Marktsituation nach dem ZI-Verzeichnis vom 25.6.86 zeigt recht deutlich eine gewisse Stabilisierung des Markts. Es werden noch 60 der in dieser Umfrage berücksichtigten Systeme am Markt vertrieben; davon sind 16 in einer neuen Version erhältlich, d.h. sie haben eine erneute Prüfung vor dem ZI bestanden. 36 Systeme sind neu hinzugekommen, von denen allerdings mindestens 27 auf einem Personal Computer installiert sind. Hierbei handelt es sich um Einplatzsysteme, die vom Marktanteil her vernachlässigt werden können und keine Standards setzen. Es zeigt sich eine ähnliche Entwicklung wie in den USA, die auf die ausgesprochen günstige Preis/Leistungsrelation zurückzuführen ist.

1.3 Reaktionen der Befragten

Bei Erstellung des Fragebogens boten sich zwei Möglichkeiten an:

- entweder eine Umfrage unter den Verbrauchern, den Ärzten, oder
- eine technisch orientierte Umfrage bei den Herstellern bzw. Vertreibern der einzelnen Systeme.

Da zur Zeit nur etwa 2 Prozent aller Arztpraxen mit Praxiscomputern ausgerüstet sind und eine anwenderorientierte Stichprobe nicht möglich war, entschloß sich das Institut zu einer Totalerhebung. Grundlage für den Versand der Fragebogen bildete die ZI-Liste der geprüften Systeme, Stand Oktober 1984.

Da uns die ausgefüllten Fragebogen auch Antworten auf die Frage nach der Leistungsfähigkeit der einzelnen Systeme geben sollten, mußte die Umfrage zwingenderweise technisch orientiert sein, mit Fragen, die detailliertes Informatikwissen voraussetzen, das ein normaler Arzt nicht haben kann. Die Antworten sind indessen, obwohl gleichfalls technisch orientiert, keineswegs neutral, sondern mit gesunder Skepsis zu betrachten. Einige Hersteller wußten mit manchen Fragen nichts anzufangen - was unschwer an den Antworten abgelesen werden konnte.

Nach der Aussendung der Fragebogen waren bei einem großen Teil der Hersteller noch Rückfragen erforderlich, mußten Unstimmigkeiten geklärt und Erläuterungen gegeben werden. Oftmals war es auch sehr schwierig, den kompetenten Gesprächspartner zu erreichen, da viele Firmen in diesem Bereich reine Ein-Mann-Firmen sind.

Nach manueller Prüfung der zurückgeschickten Fragebogen wurden die Daten maschinell geprüft, in einer ADABAS-Datenbank abgespeichert und anschließend ausgewertet.

Die Umfrage ansich wurde bei den meisten Hersteller positiv aufgenommen. Dieser Tatbestand wird auch durch die hohe Rücklaufquote deutlich. Trotzdem gab es bei telefonischen Rücksprachen immer mehr oder weniger direkt vorgetragene Beschwerden über den detaillierten Inhalt und die Länge des Fragebogens. Viele fürchteten anscheinend auch, daß vielleicht Konkurrenten hinter der Umfrage stecken könnten, andere beschwerten sich über den Zeitaufwand, der nötig sei, um den Fragebogen auch richtig zu beantworten. Indessen sind auch in der

Rückschau von unserer Seite keine Verbesserungen nötig. Zwar sind einige Fragen bzw. Antwortmöglichkeiten im Detail durch ihre kurze Formulierung mißverständlich; mit ausführlichen Erläuterungen hätte der Fragebogen aber den dreifachen Umfang angenommen und wäre dann eventuell gar nicht beantwortet worden.

Um seine praktische Einsetzbarkeit und die Anwendungsmöglichkeiten für den niedergelassenen Arzt zu prüfen, wurde der Fragebogen an uns bekannte, niedergelassene und EDV-interessierte Ärzte verschickt. Diese sollten aus ihrer Sicht eventuelle Verbesserungs- und Änderungsvorschläge machen. Dabei zeigte sich, daß außer einigen Randbemerkungen und Vorschlägen zu detaillierteren Fragen (vor allem zu Druckfunktionen und Mehrplatzfähigkeit) keine Ergänzungen gewünscht wurden. Der Tenor war weitgehend gut, auch wenn mancher Niedergelassene sich nicht so sehr für die rein technischen Fragen interessierte.

Nicht zuletzt aus diesem Grund haben wir im Anhang eine etwas "abgespeckte" Checkliste beigefügt, die dem interessierten Arzt die Möglichkeit geben soll, essentielle Informationen von den verschiedenen Herstellern einzuholen und zu vergleichen.

1.3.1 Erklärung Abbildung Hersteller/Antwortverhalten

Wie bei anderen Umfragen zeigte sich auch bei der MEDIS-Arztrechner-Umfrage, daß die Hersteller/Vertreiber von Computer-Systenen nur sehr ungern Informationen über ihr jeweiliges System herausgeben. Bei dem Arztrechner-Markt, der von einer Vielzahl von kleinen Herstellern geradezu überschwemmt wird, ist dies in besonderem Maß der Fall: anscheinend ist gerade bei diesen Herstellern die Angst vor der Konkurrenz stark verbreitet. Viele, auch der größeren Firmen, konnten erst in persönlichen Gesprächen davon überzeugt werden, bei der DOCS-Umfrage mitzumachen, und die an sie versandten Fragebogen zu beantworten.

Obwohl sich die meisten Firmen dann recht kooperativ zeigten, waren einige zu keinerlei Zusammenarbeit bereit: zum einen, weil sie bereits einen festen Kundenstamm hätten und an "Promotion" irgendwelcher Art (wie an einer Veröffentlichung dieser Umfrage) nicht interessiert seien (in Wahrheit aber wohl Angst vor der Konkurrenz hatten), oder aber schlicht keine Zeit hätten, einen so "umfangreichen Fragebogen" zu beantworten. Die Abbildung 3 veranschaulicht das "Antwortverhalten" der einzelnen Hersteller: angeschrieben wurden insgesamt 67, davon antworteten sofort oder nach mehrmaligen Mahnungen 47, was einer Rücklaufquote von 70 Prozent entspricht.

1.4 Allgemeine Ergebnisse

Die MEDIS-Arztrechnerumfrage "DOCS" hat als Ziel, eine Übersicht, und damit Anhaltspunkte bei der Auswahl eines Rechnersystems für die Arztpraxis zu geben. Dabei war mit den befragten Herstellern abgesprochen, daß die einzelnen Angaben ohne Nennung des Systemnamens erfolgen sollten. Es war auch nicht Ziel von

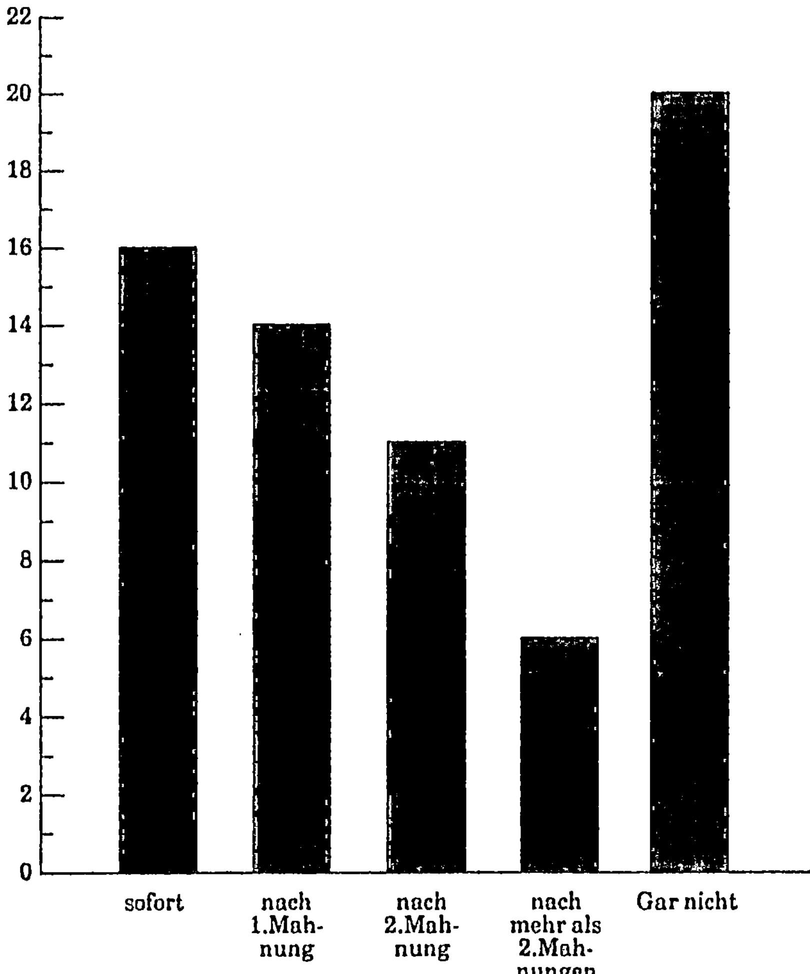

Abb. 3. Antwortverhalten der Praxis-Computer-Hersteller

DOCS, einzelne Systeme hervorzuheben, bzw. zu bewerten. Das Ergebnis der Umfrage stellt einen Maßstab dar, an den andere Systeme angelegt werden sollen. Entsprechend wurden auch die Fragen ausgewählt: die darauf gegebenen Antworten zeigen einen "Schnappschuß", der, durch die Art der Fragestellung, auch für die nächsten Jahre Gültigkeit hat.

2 Definitionen

Viele Mediziner haben Probleme, wenn sie einem neuen, technisch-organisatorischen Hilfsmittel gegenüberstehen, mit dem sie während ihrer Ausbildung keinen Kontakt hatten oder dessen Aufbau und Funktionsweise sie nicht verstehen. Am Arzt-Rechner-Modell soll versucht werden, grundsätzliche Prinzipien und Abläufe darzustellen und zu verdeutlichen.

2.1 Modell "Arzt-Rechner"

Auch moderne Datenverarbeitungsanlagen werden häufig als Rechner bezeichnet, obwohl sie die wenigste Zeit wirklich rechnen, sondern vielmehr im Bereich Kommunikation und Textverarbeitung eingesetzt werden. Dies gilt insbesondere für Arbeitzplatzsysteme (workstations), wie sie in kleinen und mittleren Betrieben anzutreffen sind. Sowohl vom Volumen als auch vom Typ her kann eine Arztpraxis durchaus als Kleinbetrieb betrachtet werden, der die Datenverarbeitung in erster Linie als Unterstützung für seine administrativen Belange ansieht. Datenverarbeitungsanlagen, die diesen Bereich einschließlich der dazu notwendigen medizinischen Funktionen abdecken, werden im folgenden als Praxisrechner bezeichnet. Kommen noch Funktionen hinzu, die den Arzt bei seinen medizinischen Funktionen unterstützen, so kann man von einem wirklichen Arztrechner sprechen. Die Konsultations- und Expertensysteme gehören in diese Kategorie, aber auch Systeme, welche die Behandlungsplanung unterstützen. Arztrechner beziehen den Arzt aktiv in den Informationsfluß ein, im Gegensatz zu den oft mehr passiv benutzten Praxisrechnern, von denen der Arzt selten Informationen abruft.

Der Arztrechner muß eine hohe Verfügbarkeit haben, d.h. von allen Arbeitsplätzen leicht erreichbar sein und während der gesamten Sprechstundenzeit zur Verfügung stehen muß.

Datenverarbeitungsanlagen arbeiten grundsätzlich in drei unterschiedlichen Zuständen: Eingabe, Verarbeitung und Ausgabe.

Für diese unterschiedlichen Zustände sind unterschiedliche Komponenten in einem System zuständig, die sich in einem Arztsystem (Abb. 4) wiederfinden. Typische Eingabemedien sind:

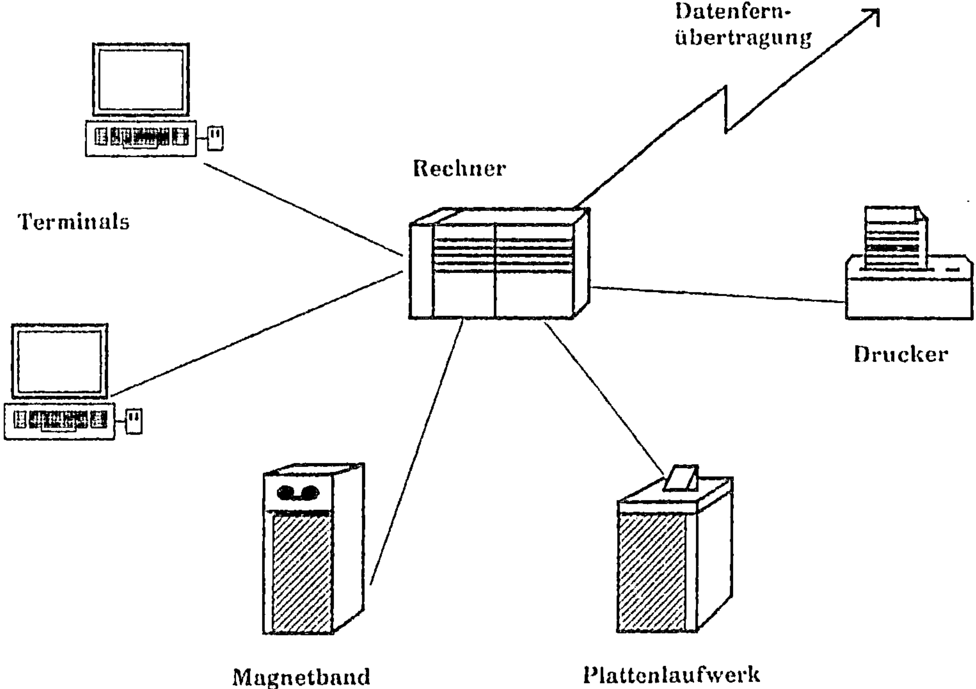

Abb. 4. Musterkonfiguration Arztrechner

- Lochkarten
- Lochstreifen
- Bildschirmterminals
- Klarschriftbelege
- Markierungsbogen.

Dabei spielt das Terminal eine besondere Rolle, da es den Dialog zwischen Arzt und System ermöglicht. Es ist also sowohl Eingabe- als auch Ausgabegerät. Dies gilt natürlich auch für alle diejenigen Medien, die für einen Datenaustausch mit anderen Rechnern gedacht sind, also hauptsächlich Magnetbänder und Disketten.

Für die Verarbeitung selbst ist der Prozessor zuständig, der dazu u.a. Zwischenspeicher benutzt. Einmal ist dies der schnelle Arbeitsspeicher, der früher wegen der Art der Technologie Magnetspeicher genannt wurde. Für längerfristige Speicherung von Daten werden im allgemeinen Magnetplatten benutzt. Sie ermöglichen einen relativ schnellen Zugriff und werden während der Verarbeitung auch als Zwischenspeicher verwendet.

Den Ausgabeeinheiten wird häufig wenig Bedeutung beigemessen, obwohl gerade sie es sind, die den "Kontakt" zur Außenwelt darstellen. Dies geschieht in der Regel durch das geschriebene Wort, z.B. Rezept, Arztbrief oder Überweisung. Da in diesem Bereich eine Vielfalt von Schriftgut anfällt, muß dem Ausgabegerät eine starke Aufmerksamkeit gewidmet werden. Verwendete Ausgabeeinheiten sind:

(Matrix-, Typenrad-, Thermo-, Laser- und Tintenstrahl-) Drucker, die mittlerweise
nicht nur schwarzweiß, sondern auch farbig drucken können, Plotter, Bildschirm,
Diskette und Magnetband.

Betrachtet man eine Arztpraxis wie eine normale Büroumgebung, so stellt man
fest, daß zwei verschiedene Typen von Ausdrucken anfallen: Listen, interne Ver-
merke, Entwürfe und Arbeitslisten - Formulare, die geringe Anforderungen an die
Druckqualität stellen. Hier steht die Geschwindigkeit der Erstellung im Vordergrund. Briefe dagegen sind eine Art Visitenkarte des Arztes und stellen Ansprüche an einen Drucker, die oft nicht zu erfüllen, im normalen Büroalltag aber eine
Selbstverständlichkeit sind (z.B. Verwendung des eigenen Briefpapiers mit unter-
schiedlicher erster und zweiter Seite).

2.2 Externe Datenbanken

Ein Bereich gewinnt in der letzten Zeit immer mehr an Bedeutung: die Kommunikation mit externen Datenbanken zur Information und Beratung. Dies ist in den
USA, besonders in Bereichen außerhalb der Medizin, schon weit fortgeschritten.
Hier werden vor allen Dingen Informationen über Medikamente und Literatur
kommerziell angeboten, aber auch relevante Nachrichten und Gerichtsurteile.
Eines der größten Systeme wird von der AMA (American Medical Association), der
amerikanischen Ärztevereinigung, angeboten. Andere Systeme sind in Tabelle 6
zusammengestellt. Sie finanzieren sich teilweise durch die Informationsleistung,
teilweise durch gleichzeitig übermittelte Werbung, besonders im Bereich der
Medikamente. Diese Systeme werden entweder zusammen mit speziellen Terminals vermietet, oder billige Terminals, Personal-Computer oder Arztrechner
werden angeschlossen.

Schon frühzeitig wurden in der Bundesrepublik Deutschland Zentren zur Versorgung der einzelnen Fachbereiche mit entsprechender Information gebildet. Für
den Bereich der Medizin ist dies das DIMDI (Deutsches Institut für Medizinische
Dokumentation und Information), das die wichtigsten Informationsbanken zur
Verfügung stellt. Das DIMDI gilt als Europas größter Datenbankanbieter im Bereich der Biowissenschaften. Die Datenbanken stammen entweder direkt von aus-
ländischen Informationsanbietern oder wurden von DIMDI in Zusammenarbeit
mit anderen Einrichtungen erstellt.

Allgemeine Informationen erhält man direkt von DIMDI, dessen Anschrift sich in
der Anlage befindet. Daher soll hier nur eine selektierte Übersicht aus den
"Allgemeinen DIMDI Informationen - Ausgabe 1985" vorgestellt werden. Tabelle
7 zeigt eine Übersicht der Datenbanken, die für den Arzt von Interesse sind. Auf
Einzelheiten soll nicht eingegangen werden, da zusammen mit Tabelle 2 die
gesamte notwendige Information gefunden werden kann. Wenn man z. B
Auskünfte über das öffentliche Gesundheitswesen benötigt, zeigt Tabelle 8, daß
die Datenbanken EMBASE und EMHEALTH Auskünfte über Literatur
enthalten. Wie sich hier zeigt, wird das Informationsangebot des DIMDI dadurch
eingeschränkt, daß es überwiegend aus Literaturdatenbanken besteht und auch
fast ausschließlich nur Zitate oder Abstracts zur Verfügung stellt, also eine

Tabelle 6. Amerikanische Faktenbanken (Fortsetzung s.S. 22)

Name/Betreiber	Funktion/Fakten		Gebühren
AMA/NET	DRUG THERAPY:	Arzneimittelinformation/Therapie	$ 27-32/Std.
American	DISEASE:	Krankheitsbeschreibungen/Symptome	$ 26/Std.
Medical	CPT:	Prozeduren-Verschlüsselung und	
Association		Nomenklatur	$ 25/Std.
	SIB:	Sozio-Ökonomische Bibliographische	
		Information (SIB)	$ 25/Std.
	EMPIRES:	Klinische Literaturinformation	$ 39/Std.
	MGH:	Medizinische Weiterbildungsprogramme	$ 25/Std.
PHYCOM	PDR:	*)Physicians Desk Reference	keine
Physician		+ Produktinformation	
Communication	Arzneimittel:	Indikationen, Kontraindikationen,	
Service		Pharmakologie, Abstracts klinischer	
		Studien, Literatur, Arzneimittelproben,	
		Buchung von Fortbildungskursen,	
		Arzneimittelanfragen, Nachrichten	
MED/MAIL		Mailbox für Ärzte	$ 7-16/Std. **)
MEDLARS	MEDLARS	(Medical Literature Analysis and	
National Library		Retrieval System)	
of Medicine		Literatur seit 1965 (3,5 Mio. Referenzen	
		von 3000 Zeitschriften)	
	MEDLINE	= MEDLARS online	$ 15-22/Std.
		(d.h. am Terminal verfügbar)	($ 15 Minim.)
Paper Chase	MEDLINE	s.o.	
BRS		20 verschiedene Datenbanken einschließl.	$ 750-
(Bibliographic		MEDLARS, Health Planning & Administration PREMED	3800/Jahr
Retrieval		(109 Zeitschriften, 10 Tage nach Erscheinen verfügbar)	$ 35/Std.
Services)/			
After Dark/			
Colleague			
The Source		Enzyklopädie	$ 100 Ein-
			schreibgebühr
			$ 7,75-
			20,75/Std. **)
Compuserve		Allgemeine Medizinische Datenbank	$ 40 Ein-
		(2 von der AAMS/American Association	schreibgebühr
		for Medical Systems and Informatics)	$ 5-22/Std. **)
		Mail-Board, FDA-Information, American	
		Society of Computers in Medicine and	
		Dentistry	

*) Information nur, wenn die Arzneimittelfirma bezahlt hat

**) nach Tageszeit

Tabelle 6. (Fortsetzung)

Name/Betreiber	Funktion/Fakten		Gebühren
MEDIS Mead Data Central	Literatur-Service (Volltext) mit Datenbanken von: AMA NLM	(s. dort) (National Library of Medicine) aufgeteilt in: JNLL (Zeitschriften) AHC (American Health Consultation Newsletter) FDC (F-D-C Reports) TEXT (Textbooks)	$ 3-12/Suche
DIF Drug Information Fulltext	Arzneimittel-Monographien: AHFSDI Zugang über DIALOG (s. dort) und BRS (s.dort)	(American Hospital Formulary Service Drug-Information) Handbook on Injectable Drugs	$ 24/Std.
FIRST DATA BANK	ADIM IVIM NDDF CDIM DPIF	Arzneimittelinformationen American Druggist Interaction Module Intravenous Incompatibility Module National Drug Data File Clinical Drug Information Module Drug Products Information File der amerikanischen Gesellschaft der Krankenhausapotheker	keine Angabe
DIALOG Information Services Inc.	Knowledge Index BIOSIS Consumer Drug Information Fulltext EMBASE Health Planning and Administration International Pharmaceutical Abstracts Life Science Collection - (Forschungsliteratur) NURSING & ALLIED HEALTH (CINAHL) Journal-Index OCCUPATIONAL Safety and Health (NIOSH) RINGDOC TELEGEN TSCA INITIAL INVENTORY	Forschungsprojekte Biologie und Medizin (s. DIF - Drug Information Fulltext) Excerpta Medica (Literatur) (s. MEDLINE /MEDLARS) Abstracts pharmazeutischer Zeitschriften Genetikliteratur Chemische Umweltsubstanzen	$ 24/Std.
IPA International Pharmaceutical Abstracts	Arzneimittelinformation Zugang über BRS, DIALOG, MEDLARS, TOXLINE		

Tabelle 7. Übersicht DIMDI-Datenbanken für die Medizin (nach DIMDI Informationen, Oktober 1985)

abgekürzter Datenbankname	Name der Datenbank oder des Subfiles
ABDA-FAM	ABDA-Fertigarzneimittel (in deutscher Sprache)
ABDA-INTER	ABDA-Interaktionen (in deutscher Sprache)
ABDA-STOFF	ABDA-Arzneistoffe (in deutscher Sprache)
ABDA-PHARMA	ABDA-Pharma (in deutseher Sprache)
CANCERLIT	Cancer Literature
CANCERPROJ	Cancer Research Projects
CLINPROT	Clinical Cancer Protocols
EMBASE	Excerpta Medica Database
EMHEALTH	Excerpta Medica Subfile über Öffentliches Gesundheitswesen
EMDRUGS	Excerpta Medica Subfile über Arzneimittel
EMFORENSIC	Excerpta Medica Subfile über Gerichtsmedizin
EMTOX	Excerpta Medica Subfile über Toxikologie
EMCANCER	Excerpta Medica Subfile über Onkologie
EMTRAIN	Excerpta Medica Training Subfile
HEALTH	Health Planning and Administration
HECLINET	Health Care Literature Information Network
IRCS	ELSEVIER The International Research Communication System
ISI/ISTP&B	Index to Scientific & Technical Proceedings and Books
ISI/BIOMED	Biomedical Literature entnommen aus SCISearch
ISI/SCISEARCH	ISI/Sciences Citation Index (Jahre 1974 - 1978)
ISI/SCISEARCH-weekly	Floating-Datenbank der letzten 6 Wochen von BIOMED u.MULTISCI
ISI/SOCIAL SCI	ISI/Social Sciences Citation Index
MEDITEC	Medizinische Technik
MEDLARS-1	MEDLARS-1 (1964/65) einschließlich MeSH-1
MEDLARS-2	entspricht MEDLINE plus MESHLINE plus SDILINE
PHYTOMED	DATABASE Phytomedizin
PSYCINFO	Psychological Abstracts
PSYNDEX	Psychol. Index (deutsche Literatur, wie PsycINFO)
RTECS	Registry of Toxic Effects of Chemical Substances
TDB	TOXICOLOGY DATA BANK
TELEGENLINE	Genetics Engineering Database from EIC
TOXLINE/TOXB.	Toxicology Online einschließlich der folgenden Subfiles
-CA	Chemical/Biological Activities von Chemical Abstracts (CBAC)
-HEEP	Health Effects of Environmental Pollutants
-IPA	International Pharmaceutical Abstracts
-RPROJ	Research Projects Directory
-TD3	Toxicology Document and Data Dispository
-TMIC	Toxic Materials Information Center File
-TOXBIB	Toxicology Bibliography

Tabelle 8. Klassifizierte DIMDI-Datenbanken (nach DIMDI Informationen, Oktober 1985)

Legende der Spalten:
1 ABDA PHARMA · 2 ABDA FAM · 3 ABDA INTER · 4 ABDA STOFF · 5 EMBASE · 6 EMHEALTH · 7 EMDRUGS · 8 EMFORENSIC · 9 EMTOX · 10 EMCANCER · 11 EMTRAIN · 12 IRCS · 13 BIOSIS PREV · 14 PSYCINFO · 15 PSYNDEX

DATENBANKTYP

	1	2	3	4	5	6	7	8	9	10	11	12	13	14	15
Literatur	□	□	□	□	■	■	■	■	■	■	■	■	■	■	■
Fakten	■	■	■	■	□	□	□	□	□	□	□	□	□	□	□
Forschungsprojekte	□	□	□	□	□	□	□	□	□	□	□	□	□	□	□
Terminologie	□	□	□	□	□	□	□	□	□	□	□	□	□	□	□
Volltext	□	□	□	□	□	□	□	□	□	□	□	■	□	□	□
integrierter Thesaurus	□	□	□	□	■	■	■	■	■	■	■	□	■	■	■
für Trainingszwecke	□	□	□	□	□	□	□	□	□	□	□	■	□	□	□

FACHGEBIET — MEDIZIN/PSYCHOLOGIE

	1	2	3	4	5	6	7	8	9	10	11	12	13	14	15
Medizin. Grundlagen	□	□	□	□	■	□	□	□	□	□	□	■	■	□	□
Biochemie	□	□	□	□	■	□	□	□	□	□	□	■	■	□	□
Klinische Chemie	□	□	□	□	■	□	□	□	□	□	□	■	□	□	□
Zahnmedizin	□	□	□	□	■	□	□	□	□	□	□	■	□	□	□
Umweltmedizin	□	□	□	□	□	■	□	□	□	□	□	■	■	□	□
Gerichtsmedizin	□	□	□	□	■	□	□	■	□	□	□	□	□	□	□
Genetik	□	□	□	□	■	□	□	□	□	□	□	□	□	□	□
Krankenhauswesen	□	□	□	□	■	□	□	□	□	□	□	□	□	□	□
Medizin. Ausbildung	□	□	□	□	■	■	□	□	□	□	□	□	□	■	■
Medizintechnik	□	□	□	□	■	□	□	□	□	□	□	□	■	□	■
Mikrobiologie	□	□	□	□	■	□	□	□	□	□	□	□	■	■	□
Ernährungswissensch.	□	□	□	□	■	□	□	□	□	□	□	□	■	■	□
Arbeitsmedizin	□	□	□	□	■	■	□	□	□	□	□	□	□	■	■
Onkologie	□	□	□	□	■	□	□	□	□	□	■	□	■	■	□
Öffentl. Gesundheitsw.	□	□	□	□	■	■	□	□	□	□	□	□	□	□	□
Psychiatrie	□	□	□	□	■	□	□	□	□	□	□	■	□	■	■
Psychologie	□	□	□	□	□	□	□	□	□	□	□	□	■	■	■
Rehabilitation	□	□	□	□	■	□	□	□	□	□	□	□	□	■	■
Sozialmedizin	□	□	□	□	■	■	□	□	□	□	□	□	■	■	■
Sportmedizin	□	□	□	□	■	□	□	□	□	□	□	□	□	□	□

PHARMAKOLOGIE/TOXIKOLOGIE

	1	2	3	4	5	6	7	8	9	10	11	12	13	14	15
CAS-Reg.-Nr.	■	□	□	■	□	□	□	□	□	□	□	□	□	□	□
Chemische Analytik	■	■	■	■	□	□	□	□	□	□	□	□	□	□	□
Chem.-Phys. Eigsch.	■	□	□	■	□	□	□	□	□	□	□	□	□	□	□
Chemische Strukt.	□	□	□	□	□	□	□	□	□	□	□	□	□	□	□
Chem. Terminologie	□	□	□	□	□	□	□	□	□	□	□	□	□	□	□
Arzneimittelinterakt.	■	□	□	■	■	□	■	□	■	□	□	□	■	□	□
Arzneimitteltherapie	□	□	□	□	■	□	■	□	□	□	□	□	■	□	□
Pharmakologie	■	□	■	□	■	□	■	□	□	□	□	■	■	□	□
Pharmazie	■	■	■	■	■	□	■	□	□	□	□	□	■	□	□
Toxizitätswerte	□	□	□	□	□	□	□	□	□	□	□	□	□	□	□
Toxikologie	□	□	□	□	■	□	□	□	■	□	□	■	■	□	□

sofortige unfassende Information nicht möglich ist. Ausnahme bilden die ABDA-Datenbanken über Arzneimittel und das IRCS, das aber für Routineanwendungen weniger interessant ist.

Daneben gibt es neuere Aktivitäten von der Deutschen Mailbox GmbH, die aber noch einiger Entwicklungen bedürfen. Die jüngste Entwicklung ist das Scholz-Medis-Arzneimittelinformationssystem, das neben der PC-Version auch über Bildschirmtext (Btx) erreichbar ist.

2.3 Vokabularium

Das Vokabularium ist ein Auszug aus dem "Instrumentarium zur Auswahl von EDV-Systemen im Gesundheitswesen", das weitere Begriffe, die Nutzwertanalyse und ein Fallbeispiel enthält. Es wurde von der Arbeitsgruppe "Anwenderkriterien für DV-Systeme" der Deutschen Gesellschaft für Medizinische Dokumentation, Informatik und Statistik (GMDS) erarbeitet, von C.O. Köhler herausgegeben und ist in seiner vollständigen Version im Ecomed-Verlag erschienen.

Das Vokabularium hat für jeden Begriff eine Kurzbeschreibung und 5 Rubriken: allgemeine Erläuterungen (.1), Beispiel (.2), Fragenkatalog (.3), Querverweise (.4) und Literatur (.5), wobei die Rubriken "Literatur und Beispiel" nicht immer ausgefüllt sein müssen.

Die Kurzbeschreibung soll der Sprachregelung zwischen Anwender und Anbieter dienen. Die allgemeinen Erläuterungen sollen dies näher erklären. Beispiele aus der Erfahrung verdeutlichen dem Leser die jeweilige Bedeutung in der Praxis.

Im Fragenkatalog sind sowohl Fragen, die sich der Anwender selbst stellen und beantworten muß, als auch solche, die der Anbieter beantworten muß, aufgelistet. Gerade der Fragenkatalog soll dem potentiellen Anwender zum Bewußtwerden und zur Strukturierung seiner eigenen Wünsche dienen.

Die Querverweise führen auf weitere Begriffe hin, die logisch mit dem Ausgangsbegriff in Zusammenhang stehen. Die Literaturangaben zu den einzelnen Begriffen sind mit Verweisen versehen, die auf das Literaturverzeichnis am Ende des Bandes Bezug nehmen.

Einige grundlegende Begriffe, die keiner weiteren Erklärung bedürfen, werden hier kurz aufgeführt.

- Hardware ist die Gesamtheit aller Anlagen und Geräte eines Datenverarbeitungs-Systems.
- Software ist die Gesamtheit aller Programme zur Erfüllung von Funktionen.
- Orgware ist die Gesamtheit aller Maßnahmen und Mittel zur Erreichung der geforderten Ziele mit Hilfe der eingesetzten Hard- und Software. Dazu gehören insbesondere Aufbau- und Ablauforganisation sowie fachliche Beratung.
- Funktion ist die Erfüllung einer Aufgabe durch das Zusammenspiel von Hard-, Soft- und Orgware.
- System ist die Gesamtheit aller Funktionen.
- Daten sind einzelne oder zusammengesetzte Informationseinheiten, die in einem System verarbeitet werden.

Die im Vokabularium enthaltenen Begriffe sind alphabetisch geordnet und in oben beschriebener Weise ausgearbeitet. Nur der Oberbegriff "Kosten" verweist direkt auf die in ihm enthaltenen Unterbegriffe. Da eine Kostenrelevanz fast bei allen Begriffen gegeben ist, wurden bei den Querverweisen die Kostenbegriffe nur bei den wichtigsten Begriffen aufgeführt.

Das Vokabularium ist für den oben beschriebenen Zweck erstellt worden und kein Lexikon der Datenverarbeitung. Die Erläuterungen, Beispiele und Fragenkataloge sind so formuliert, daß sich gerade der Nicht-EDV-Fachmann (z.B. der ärztliche Direktor eines Kreiskrankenhauses) in der für ihn im Regelfall fremden Materie zurecht finden kann. Es wird nicht jeder Fachausdruck erklärt, der auch in EDV-Lexika zu finden ist.

2.3.1 Anpassungsfähigkeit

Anpassungsfähigkeit eines Systems ist die Möglichkeit der Einstellung auf veränderte Einflußgrößen bzw. Randbedingungen.

2.3.1.1 Allgemeine Erläuterungen

Veränderte Einflußgrößen bzw. Randbedingungen können sowohl in der Einführungsphase als auch während des Routinebetriebs auftreten. Dabei ist die Bandbreite der möglichen Änderungen sehr groß und unterschiedlich. Sie können im Bereich des Datenmengengerüstes oder im Funktionsbereich liegen oder durch aufbauorganisatorische Änderungen, wie Einbindung weiterer Abteilungen, verursacht werden. Die Anpassungsfähigkeit eines Systems wird wesentlich durch die Einstellmöglichkeit flexibler Parameter bestimmt, da somit ggfs. erforderliche Entwicklungsarbeiten zur Systemanpassung entfallen. Bei der Beschaffung "schlüsselfertiger" Systeme ist der Umfang notwendiger Anpassungen zu definieren. Auch sollte die Anpassungsfähigkeit für zukünftige Änderungen im Hinblick auf absehbare Entwicklungen gewährleistet sein. Bei einem sogenannten "offenen" System, das auf veränderte Einflußgrößen bzw. Randbedingungen eingestellt werden kann, darf jedoch die Homogenität der Lösung nicht in Mitleidenschaft gezogen werden.

2.3.1.3 Fragenkatalog

- wie reagiert das System auf Änderungen der Datenstrukturen
- kann der Anwender zusätzliche Datenelemente aufnehmen (auch vergessene nach der Abrechnung)
- ist eine Dateierweiterung ohne Schwierigkeiten möglich (Feld, Sätze, Satzart)
- ist eine Änderung der Verarbeitungsalgorithmen möglich
- wie einfach ist eine Änderung des Masken-Layouts
- wie einfach ist eine Änderung des Druckbilds (Formulare !)
- besteht die freie Wahl der Sortierbegriffe und Zugriffsschlüssel
- ist eine Änderung der Basisdaten möglich
- wie einfach ist eine Änderung im Datenmengengerüst, z.T. im Funktionsbereich
- sind Konfigurationsparameter vom Anwender änderbar
- sind bei Änderungen gesetzlicher Vorschriften die notwendigen Korrekturen durch den Anwender ausführbar
- ist der Anschluß neuer oder anderer Hardware leicht zu realisieren
- ist das System generell ausbaufähig

2.3.1.4 Querverweise

Ausbaufähigkeit, Einführungsstrategie, Mensch-Maschine-Schnittstelle, Übertragbarkeit, Verfügbarkeit

2.3.1.5 Literatur

<KÖHL4>, <SCHO1>, <SCHM1>

2.3.2 Anschaffungskosten

Anschaffungskosten sind Aufwendungen für die Beschaffung eines Systems.

2.3.2.1 Allgemeine Erläuterungen

Hierunter sind ausschließlich die Kosten zu verstehen, die direkt für das anzuschaffende System in Bezug auf Hard-, Soft- und Orgware anfallen. Eingeschlossen ist hierbei auch die notwendige Erstausstattung des Verbrauchsmaterials, so daß das gekaufte System per se lauffähig ist. Das weitere Verbrauchsmaterial fällt unter Folgekosten. Nicht hierunter fallen Kosten für die Ausstattung der notwendigen Arbeitsplätze mit z.B. Schreibtischen und Stühlen da diese generell auch für andere Zwecke verwendet werden können. Sollten Kosten dieser Art entstehen, so fallen sie unter Einführungskosten.

2.3.2.2 Beispiel

Ein Textverarbeitungssytem besteht aus zwei Bildschirmen mit je zwei Diskettenlaufwerken und einem Drucker. Weiterhin wird ein individuelles Anwenderseminar zur Umstellung von konventioneller Briefschreibung auf das Textsystem angeboten. Die gesamten Anschaffungskosten enthalten dann ausschließlich die Kosten für die oben aufgezählten Teile, einschließlich einem Satz Benutzerhandbücher, je einer Diskette für jedes Laufwerk, einem Farbband und etwas Papier für den Drucker, so daß das System nach Installation sofort lauffähig ist. Die Kosten für das Seminar fallen unter Einführungskosten.

2.3.2.3 Fragenkatalog

- können die Anschaffungskosten durch mixed Hardware und mixed Software (Kompatibilität beachten!) gesenkt werden
- enthält der Kaufpreis alles, was zum Betrieb notwendig ist, oder müssen vom Anbieter oder von Dritten noch weitere Zusätze gekauft werden
- sind im Kaufpreis u.U. Funktionen enthalten, die einen Zusatznutzen bringen

2.3.2.4 Querverweise

Effizienz, Einführungskosten, Folgekosten, Installationskosten, Planungskosten.

2.3.3 Ausbaufähigkeit

Ausbaufähigkeit ist die Möglichkeit, die Leistungsfähigkeit zu erhöhen bzw. den Leistungsumfang zu erweitern.

2.3.3.1 Allgemeine Erläuterungen

Die Leistungsfähigkeit bei gleichbleibenden Leistungsmerkmalen kann z.B. durch Ergänzung, Vervielfältigung oder Austausch von Hard-, Soft- und Orgware erhöht werden.

Ergänzung oder Austausch von Hard-, Soft- und Orgware mit zusätzlichen Leistungsmerkmalen erweitern den Leistungsumfang. Die Einführung neuer Leistungsmerkmale macht es häufig erforderlich, die Leistungsfähigkeit bereits vorhandener Leistungsmerkmale zu erhöhen.

2.3.3.2 Beispiel

Der Leistungsumfang eines Systems soll bezüglich der Datenhaltungsfunktionen erweitert werden. Die anwendungsbezogene Datenhaltungs-Software wird durch eine Datenbank-Software ersetzt. Da Datenbank-Software erheblich umfangreicher ist als die anwendungsbezogene Datenhaltungs-Software, ist gleichzeitig ein Ausbau des Hauptspeichers erforderlich (d.h. Erhöhung des Leistungsmerkmals "Hauptspeicherkapazität").

2.3.3.3 Fragenkatalog

- welche Systemkomponenten können ergänzt bzw. erweitert werden
- welche Systemkomponenten können ausgetauscht werden
- welche bereits vorhandenen Systemkomponenten werden von einem Ausbau mitbetroffen

2.3.3.4 Querverweise

Anpassungsfähigkeit, Leistungsfähigkeit, Leistungsumfang, organisatorische Änderungen, Übertragbarkeit

2.3.4 Bedienungssicherheit

Bedienungssicherheit eines Systems ist das Ergebnis von Maßnahmen, die bei Aktionen bzw. Reaktionen des Benutzers eine fehlerhafte Verarbeitung oder einen Systemzusammenbruch verhindern.

2.3.4.1 Allgemeine Erläuterungen

Die Mensch-Maschine-Schnittstelle muß so konzipiert sein, daß Fehleingaben und Fehlreaktionen des Benutzers abgefangen werden und nicht zu irreparablen Fehlersituationen im System führen. Bei Fehlbedienung sind vom System aus entsprechende Anweisungen zu generieren und als Hinweise für den Benutzer auszugeben. Bei der Benutzungsmöglichkeit von Systemkommandos müssen die Kommandos leicht verständlich, in ihren Auswirkungen überschaubar und in Prozeduren anwendbar sein, um Fehlbedienung möglichst auszuschließen.

2.3.4.2 Beispiel

Ein Druckprogramm läuft einwandfrei. Da jedoch der Führungslochrand des Papiers ausgerissen ist und das Papier nicht weitertransportiert wird, ist der gesamte Druck unbrauchbar. Wird nun nach Beendigung des Druckvorganges die Druckdatei gelöscht, weil der Defekt von der Hardware nicht bemerkt worden ist, so ist die gesamte Arbeit zu wiederholen. Die Bedienungssicherheit ist in diesem Falle unzureichend. Bei einem vom Benutzer erteilten Druckauftrag ist an den Bedienerplatz zurückzumelden, daß das Papier im Drucker verklemmt, kein Papier mehr da oder der Drucker offline, d.h. nicht betriebsbereit ist. Außerdem muß der Druckvorgang bei Korrekturen unterbrochen werden und an derselben Stelle wieder aufgesetzt werden können.

2.3.4.3 Fragenkatalog

- existieren Fehlerprüfroutinen bei der Eingabe (z.B. bei Abrechnungsziffern: 3789 statt 3798)
- Abgleich mit praxisüblichen Abrechnungsziffern
- muß der Benutzer Systemkommandos anwenden
- werden Systemmeldungen in einer dem Benutzer verständlichen Sprache ausgegeben
- werden Fehler in Systemkomponenten erkannt
- kann die Anwendung von Systemkommandos zu Fehlern in der Anwendung führen

2.3.4.4 Querverweise

Ausfallorganisation, Dialogführung, Mensch-Maschine- Schnittstelle, Operating

2.3.5 Betriebsmittelbedarf

Der Betriebsmittelbedarf umfaßt alle Datenträger und Hilfsmittel, die für einen reibungslosen Routinebetrieb erforderlich sind.

2.3.5.1 Allgemeine Erläuterungen

Datenträger wie Magnetband, Markierungsbelege, Disketten, Formulare u.a. dienen zur Dateneingabe, -ausgabe und -archivierung. Hilfsmittel wie Drucktücher, Reinigungsmittel u.a. dienen zur Funktionsfähigkeit bzw. zur Aufrechterhaltung der Funktionsfähigkeit des EDV-Systems. Datenträger und Hilfsmittel unterliegen hinsichtlich Bearbeitung, Lagerung, Beschaffung, Transport und Haltbarkeit unterschiedlichen Bedingungen.

2.3.5.2 *Beispiel*

Bei Wechsel des Terminaldruckers (z.B. im Rahmen der Textverarbeitung) können allein durch ein anderes Farbband Kostensteigerungen eintreten. Alte Farbbänder, die auf Lager liegen, können nicht mehr verwendet werden; neue, die u.U. nur einmal verwendet werden können (Kohlebänder), gibt es nur von einem Hersteller (Monopol).

2.3.5.3 *Fragenkatalog*

- müssen Sonderdrucke, Durchschläge, besondere Papierart (reißfest) bestellt werden

2.3.5.4 *Querverweise*

Belegorganisation

2.3.6 Betriebssystem

Das Betriebssystem ist ein allen Anwender-, Hilfs- und sonstigen Programmen übergeordnetes Programmsystem, das den gesamten Betriebsablauf in einer EDV-Anlage organisiert, steuert und überwacht.

2.3.6.1 *Allgemeine Erläuterungen*

Die Funktionen und der Leistungsumfang eines Betriebssystems werden von Seiten der Hersteller unterschiedlich eng oder weit gefaßt und entsprechend durch allgemeine Dienstprogramme ergänzt. Im weitesten Sinne enthält das Betriebssystem folgende Funktionen:

- Ablaufsteuerung
- Dateiverwaltung
- Systemdienste
- Sprachsystem
- allgemeine Dienste.

Die Ablaufsteuerung ist der eigentliche Kern des Betriebssystems und stellt zur optimalen Nutzung des Zentralprozessors, des Arbeitsspeichers und der Peripherie den Mittler zwischen Anwender-Software und System-Hardware dar.

Daneben stellt die Dateiverwaltung eine weitere wesentliche Betriebssytemfunktion dar. Sie katalogisiert, richtet Dateien zur Speicherung von Programmen und Anwenderdaten ein und führt den Datentransfer zwischen Hauptspeicher und Hintergrundspeicher durch. Zur Optimierung von Speicherplatz und Transferrate werden unabhängig vom logischen Aufbau eines Datensatzes aus Anwendersicht physische, der jeweiligen Hardware angepaßte Datenblöcke gebildet. Mit Hilfe einer speziellen Datenzugriffsmethode werden die Datenblöcke von der Dateiverwaltung wieder gelesen und zu logischen Datensätzen zusammengefügt.

Gehen die Anforderungen über die üblichen Betriebssystemleistungen hinaus, so
ist für die Verwaltung umfangreicher komplexer Anwenderdatenbestände ein Datenbankverwaltungssystem einzusetzen.

Einen weiteren Schwerpunkt stellt das Sprachsystem dar. Es beinhaltet die Sy-
stemprogramme (Compiler, Assembler, Interpreter), welche die in einer anwenderorientierten Programmiersprache (Quellencode) abgefaßten Anwenderprogramme (Quellenprogramm) in die Maschinensprache (Maschinencode) der jeweiligen EDV-Anlage umsetzen.

Dabei ergeben sich aus jeweils einer anwenderorientierten komplexen Anweisung
einer höheren Programmiersprache mehrere oder auch viele einfache Anweisungen der Maschinensprache. Das bedeutet, daß der Niveauunterschied zwischen
höherer Programmiersprache und niederer Maschinensprache mitbestimmend für
die Größe eines Programms und somit auch für den Speicherbedarf und für die be-
nötigte Durchlaufzeit während der Verarbeitung ist.

Höhere Programmiersprachen wie ALGOL, COBOL, FORTRAN, APL, MUMPS,
PASCAL, BASIC, PL/I u.a.m. sind problemorientiert. Sie zeichnen sich durch Les-
barkeit, Maschinenunabhängigkeit und Einhaltung entsprechender Standards
(z.B. ANSI = American National Standard Institute) aus.

Neben der Programmiersprache ist auch die Art und Weise, in der eine Sprach-
übersetzung durchgeführt wird, von Bedeutung. Mit Hilfe von Compilern erfolgt
der Übersetzungsvorgang eines Anwenderprogramms in die Maschinensprache
und ermöglicht eine erheblich schnellere Ausführung als bei Interpretern.

Die Anwenderprogramme bleiben unverändert im Quellencode der jeweiligen
Sprache zur Verfügung. Bei jedem Start eines Verarbeitungsablaufes wird Anweisung für Anweisung interpretiert und ausgeführt.

Allgemeine Dienst- und Hilfsprogramme ergänzen den Leistungsumfang des Be-
triebssystems:
- Dateiaufbereitungsprogramme
- Textbearbeiter (EDITOR)
- Kopier-, Sortier- und Mischroutinen
- Datensicherungsroutinen
- Systemfehler-Diagnoseprogramme
- u.a.m.

2.3.6.3 Fragenkatalog

- durch welche Merkmale wird das Betriebssystem charakterisiert
- wieviele Anwender können gleichzeitig arbeiten
- gibt es eine Kommandosprache
- wie wird die Zugriffsberechtigung vergeben
- wird bei der Zugriffsberechtigung nach verschiedenen Ressourcen wie Dienst-
  programmen, Daten u.a. unterschieden

- besteht die Möglichkeit der Prioritätensteuerung
- welche Zugriffsmethoden bzw. Speicherformen (z.B. sequentiell, indexsequen-
  tiell, direkt) werden vom Betriebssytem unterstützt
- wie sind die Datenschutz- und Datensicherungsmaßnahmen realisiert
- gibt es zur Datenverwaltung ein DATA DICTIONARY
- welches Datenbanksystem ist neben der Dateiverwaltung des Betriebssystem
  einsetzbar
- welche Kopplungsmöglichkeiten bestehen zu anderen Computern
- mit welchen Computern bzw. Betriebssystemen bestehen Kopplungsverfahren,
  z.B.:
  - DATEX-P (X.25)
  - gibt es für den Dialogbenutzer eine Hilfsfunktion (HELP)
  - Bildschirmtext
  - Laborgeräteanschluß
  - gibt es eine Hilfsfunktion (HELP) mit Bedienungshinweisen
- welche Programmiersprachen können verwendet werden
- welche Datenzugriffsmethoden werden unterstützt
- welche Dienstprogramme stehen zur Verfügung
- Dateipflege
- Datenübertragung bei Rechnerkopplung
- Editoren
- FULL-SCREEN-EDITOR

2.3.6.4 Querverweise

Accounting, Anpassungsfähigkeit, Ausbaufähigkeit, Bedienungssicherheit, Da-
tenpräsentation, Datenschutz, Datensicherheit, Dialogführung, Dokumentation,
Komfort, Leistungsfähigkeit, Leistungsumfang, Mensch-Maschine-Schnittstelle,
Normen, Operating, Restart, Schnittstelle, Übertragbarkeit, Zugriffsschutz

2.3.6.5 Literatur

<GRAE1>, <KÖHL4>, <MART1>, <MART3>, <TWIE1>

2.3.7 Datenpräsentation

Datenpräsentation ist die Darstellung erhobener und daraus abgeleiteter Daten
auf den Ausgabegeräten

2.3.7.1 Allgemeine Erläuterungen

Folgende Aspekte kennzeichnen hauptsächlich die Datenpräsentationsmöglich-
keiten eines DV-Systems.

Die gerätetechnische Ausstattung mit Ausgabegeräten, wie z.B. Drucker, Bildschirm, Plotter müssen den Erfordernissen der Anwendung entsprechen. Dabei ist
aus der Sicht des Benutzers festzulegen, welche Darstellungstechniken (Text, Ta-

bellen, Graphiken u.a.) angewendet werden sollen und auf welchem Gerät welche Ausgaben zu machen sind.

Die sachlichen und inhaltlichen Möglichkeiten der Datenpräsentation hängen im wesentlichen von der Leistungsfähigkeit der Datenverwaltungsfunktion des DV-Systems ab. Die erhobenen Daten müssen den Anforderungen der Anwendung entsprechend für unterschiedliche Auswertungs- und Auskunftsaspekte miteinander verknüpfbar sein.

Die Auswertungs- und Auskunftswünsche sollten nicht nur in Form starr vorprogrammierter Funktionen abrufbar, sondern insbesondere bei Spontanabfragen hinsichtlich Ausgabeinhalt, Darstellungstechnik und Ausgabegerät variabel, den jeweiligen Benutzerwünschen entsprechend, über eine Dialogsprache formulierbar sein.

2.3.7.2 Beispiel

Daten aus der Krankengeschichte eines Patienten müssen sowohl für den behandelnden Arzt als auch zu Abrechnungszwecken oder für wissenschaftliche Arbeiten unterschiedlich aufbereitet werden können. Veränderungen einer Variablen müssen in Verbindung mit Veränderungen anderer Variablen darstellbar sein (Kreuztabellen, Regressionskurven).

2.3.7.3 Fragenkatalog

- welche Ausgaben und welche Darstellungstechniken sind aus Sicht der Anwendung erforderlich
- welche Ausgabe- und welche Darstellungsmöglichkeiten bietet das DV-System (z.B. Sortierung nach Keywords)
- welche Standards sind implementiert
- welche Verknüpfungsmöglichkeiten der erhobenen Daten sind für die Datenpräsentation gegeben
- in welchem Umfang kann der Benutzer Ausgabeinhalt, Darstellungstechnik und Wahl des Ausgabegerätes beeinflussen
- welche Anforderungen werden an Druckausgaben gestellt

2.3.7.4 Querverweise

Belegorganisation, Dialogführung, Komfort, Leistungsumfang, Mensch-Maschine-Schnittstelle

2.3.7.5 Literatur

<MOEH1>, <RAMS1>

2.3.8 Datenschutz

Datenschutz ist das gesetzlich geforderte Ergreifen von Maßnahmen, um den Mißbrauch personenbezogener Daten auszuschließen.

2.3.8.1 Allgemeine Erläuterungen

Der Datenschutz soll verhindern, daß durch Datenverarbeitung Persönlichkeitsrechte verletzt werden. Diese Regelungen betreffen jede Phase der Verarbeitung: die Ermittlung, Erhebung, Aufbereitung, Erfassung, Speicherung, Weitergabe, Verarbeitung, Löschung. Die Verantwortung für den Datenschutz liegt beim Anwender. Wegen der parallel vorhandenen Datenschutzgesetze des Bundes und der Länder muß in jedem Einzelfall die Zuständigkeit geklärt werden. Für Sozialversicherungsträger gilt zusätzlich das Sozialgesetzbuch (SGB). Die Materie ist insgesamt sehr komplex, Einzelheiten sind den entsprechenden Gesetzen und Kommentaren zu entnehmen.

2.3.8.2 Beispiel

Medizinische personenbezogene Daten dürfen ohne Zustimmung des Betroffenen nicht an andere Stellen weitergegeben werden, sofern nicht gesetzliche Bestimmungen oder vertragliche Bindungen etwas anderes aussagen. Ein Behandlungsvertrag zwischen Arzt und Patient kann die Weitergabe von Daten beinhalten.

2.3.8.4 Querverweise

Datensicherheit, Zugriffsschutz

2.3.8.5 Literatur

<BERG1>, <BUND1>, <DEMI1>, <GRIE1>, <KILI1>, <KING1>, <KLAR1>, <STEI1>

2.3.9 Datensicherheit

Datensicherheit ist das Ergebnis aller Maßnahmen, die dem Schutz der Daten vor physischer und logischer Zerstörung und vor Mißbrauch dienen.

2.3.9.1 Allgemeine Erläuterungen

Technisch und organisatorisch sind die erforderlichen Maßnahmen zu treffen, die gewährleisten, daß weder durch unbeabsichtigtes noch durch zielgerichtetes Fehlverhalten Daten zerstört oder mißbräuchlich verwendet werden können. Zum Datenschutz (bezogen auf die Datenschutzgesetze) sind Maßnahmen nur soweit erforderlich, wie ihr Aufwand in einem angemessenen Verhältnis zum Schutzzweck steht (Paragraph 6, BDSG).

2.3.9.2 Beispiel

Der Schutz vor Zerstörung von Daten oder Dateien kann nur durch mehrstufiges Kopieren auf Datenträger gleicher Art (Platte auf Platte) oder billigerer Art (Platte auf Diskette und Band) erreicht werden. Wird eine Plattendatei zerstört, so kann mit einer älteren Version der Datei der gegenwärtige Stand wieder erstellt werden.

2.3.9.3 Fragenkatalog

- welche Sicherungsmaßnahmen sieht das System vor
- läuft die Sicherung automatisch
- wie lange läuft die Sicherung
- muß dazu Personal anwesend sein
- bestehen Maßnahmen gegen das unbefugte Entfernen von Datenträgern, Programmen und Dokumentationen
- sind Richtlinien für Eingabe, Veränderung und Löschung erarbeitet
- ist die Verschließbarkeit von Datenstationen gegeben
- ist die Protokollierung der Benutzung gewährleistet
- besteht eine Zugriffskontrolle
- wie ist die Identifikation der Berechtigten geregelt
- wie geschieht die Überprüfung der Berechtigung (Paßwort)
- wie ist die Zugriffsbeschränkung bestimmter Personen auf bestimmte Programme geregelt

2.3.9.4 Querverweise

Accounting, Datenschutz, Zugriffsschutz

2.3.9.5 Literatur

<BERG1>, <DEMI1>, <HSIA1>, <KING1>, <LANE1>, <MURR1>, <PORT1>, <SAND1>, <SYKE1>, <WOOD1>

2.3.10 Dialogführung

Dialogführung ist die Koordination der Zusammenarbeit von Anwender und Computer zur Lösung einer Aufgabe (Mensch-Maschine-Kommunikation).

2.3.10.1 Allgemeine Erläuterungen

Für den Anwender sind zwei Techniken der Dialogführung zu unterscheiden:

- passive (computergeführte) Dialoge: Anwender reagiert auf Fragen oder Anweisungen des Computers
- aktive (benutzergeführte) Dialoge: Anwender gibt den Anstoß zur Kommunikation durch Kommandos

Mischformen sind häufig. Neben der Art und Weise, in der Frage und Antwort abgehandelt werden, sind für den Anwender die Fehlerbehandlung durch das System und die Möglichkeit der Korrektur wichtig. Die Art der Dialogführung ist ein wesentlicher Faktor für die Annahme oder Ablehnung eines Systems.

Dialoge sind über Bildschirme mit Tastatur, Lichtgriffel oder Berührungssensoren und mit schreibenden Terminals durchzuführen. Sprach-Ein- und -Ausgabe wird bereits verwendet.

Neben der Dialogtechnik ist für den Benutzer auch die sprachliche Gestaltung der Dialoge (mnemotechnische Hilfen) und das Antwortzeitverhalten äußerst wichtig.

2.3.10.3 Fragenkatalog

- ist die leichte Verständlichkeit ("kein EDV-Chinesisch") gewährleistet
- ist ein aufgabenbezogenes Antwortzeitverhalten (s. Tabelle) gewährleistet
- sind anwenderbezogene Modi (Anfängermodus, Fortgeschrittenenmodus, Sekretärinnen-Modus) möglich
- ist die Übersichtlichkeit vorhanden
- ist eine "problemadäquate" Dialogführung (Auswahl des jeweils notwendigen Dialogtyps, z.B. Maske, Einzelschrittdialog) möglich
- wie werden Überforderungen vermieden
- wie hoch ist die Flexibilität (negativ/positiv- Darstellung)
- wie ist die rasche Erlernbarkeit realisiert
- welche Datenendgeräte kommen zum Einsatz

2.3.10.4 Querverweise

Ergonomie, Human Factors, Mensch-Maschine-Schnittstelle, Schulung, Verfahrenstransparenz

2.3.10.5 Literatur

<ALBE1>, <BEET1>, <CARL1>, <HEIN1>, <HOFF1>, <KUPK1>, <MART1>, <MART2>, <MEIN1>, <MEIN2>, <MERT1>, <PALM1>, <PAVI1>, <RAMS1>, <ROHL1>, <STER1>, <TERR1>, <WALT1>

2.3.11 DV-Dokumentation

Die Dokumentation beschreibt das DV-System und versetzt den Benutzer in die Lage, die von ihm vorgegebenen Funktionen mit Hilfe des DV-Systems anzuwenden.

2.3.11.1 Allgemeine Erläuterungen

Grundsätzlich gibt es vier Dokumentationsbereiche:

- Anwender-System mit den möglichen Standardkomponenten Reportgenerator, statistische Auswertung, graphische Ausgabe, Textverarbeitung, usw.
- Sprach-System mit Abfrage- und Programmiersprachen
- Betriebs-System mit Dienstleistungsprogrammen und Datenhaltungsmethoden
- Hardware mit Terminals und weiteren Komponenten für den Anwender und anderen Komponenten wie Prozessoren und Speichereinheiten

Für jeden Bereich sind Dokumentationen üblich, die dem entsprechenden Benutzer angepaßt sein müssen. Benutzer in diesem Sinne sind Betreuer einschließlich Programmierer, Bediener und Nutzer. Die Dokumentationen werden gewöhnlich in Form von Benutzerhandbüchern (User's Guide) erstellt. Dabei ist folgender Aufbau üblich:

- Einführung (Zielbeschreibung, Datenfluß und Standardanwendung)
- Referenzhandbuch (Befehle, Ein- und Ausgabeformate, Fehlermeldungen)
- Referenzkarte (wichtige Befehle und andere Abschnitte des Referenzhandbuchs)

Für interaktive Systeme wird eine Form zwischen Referenzhandbuch und Referenzkarte häufig als dialogfähige Systemdatei zur Verfügung gestellt. Es gibt auch Dokumentationen im Softwarebereich, die mehrere Bereiche überdecken, so z.B. ein Handbuch einer Programmiersprache, das eine Beschreibung des Editors, der Datenhaltungssoftware und weiterer Betriebssystemteile enthält. Hier ist beabsichtigt, daß der Anwender in der Regel nur ein einziges Handbuch benötigt, um z.B. seine Programme zu erstellen.

Häufig wird sich der Anwender zwar erst bei fortschreitender Erfahrung mit dem System tiefer in die Dokumentation einarbeiten können, dann aber über die reine Beschreibung der Anwender-Software hinaus Sachverhalte nachlesen wollen. Die Unterlagen sollten klar gegliedert, didaktisch gut aufbereitet, in deutscher Sprache verfaßt und mit einem Nachschlageregister versehen sein. Hier haben zahlreiche Hersteller erhebliche Lücken zu schließen.

2.3.11.3 Fragenkatalog

- wie ist die Dokumentation strukturiert (Diagramm oder andere Übersicht)
- welche Teile der Dokumentation sind auf Systemdateien, und sind diese dialogfähig
- ist die Nachlieferung der Dokumentation für neue Versionen gesichert
- existiert ein Schlagwortregister, und wie ist es aufgebaut (eventuell handbuchübergreifend)
- sind Dokumentationen der Fehlermeldung und Behebung der Fehler enthalten
- liegt die Dokumentation in deutscher Sprache vor
- liegt bereits eine überarbeitete Auflage vor, oder ist es noch die 1. Auflage
- entspricht die Auflage der Dokumentation der Version des angebotenen Systems
- ist die Dokumentation neuesten Datums
- kann man neben der reinen Anwenderdokumentation auch tiefergehende Dokumentationen erhalten (z.B. zur Programmiersprache, zum Rechner selbst, zu verwendeten Algorithmen)
- gibt es Auszüge z.B. für die Arzthelferin, die nur die relevanten Abschnitte enthalten
- nach welchen didaktischen Grundsätzen ist die Dokumentation aufgebaut (Selbststudium, Sprache)
- sind die notwendigen Anpassungen (Parameter und Modifikationen) in der Dokumentation enthalten
- existiert ein Schlagwortregister, und wie ist es aufgebaut (eventuell handbuchübergreifend)

2.3.11.4 Querverweise

Verfahrenstransparenz, Vertrag

2.3.12 Effektivität

Effektivität ist die Erfüllung des vorgegebenen Leistungsumfangs.

2.3.12.1 Allgemeine Erläuterungen

Voraussetzung zur Beurteilung der Effektivität ist die Festlegung der Anforderungen an das gewünschte System durch den Benutzer ggf in Zusammenarbeit mit dem Anbieter. Dieses erfolgt z.B. in Form eines Pflichtenheftes.

2.3.12.2 Beispiel

Für ein Projekt werden Drucker benötigt, die zwei Schrifttypen in 9x12 Matrix haben sollen und mit einer Geschwindigkeit von 140 Zeichen/Sekunde drucken können. Ferner wird eine Plotfunktion mit einer Auflösung von 7 Punkten pro Millimeter gefordert.
Jeder Drucker, der mindestens diese Eigenschaften besitzt, ist für die Arztpraxis effektiv. Die tatsächlichen Eigenschaften können selbstverständlich sowohl vom Leistungsumfang als auch von der Leistungsfähigkeit übertroffen werden. Die Effektivität ist also eine "Minimalforderung", die sicherstellt, daß ein geplantes Ziel erreicht werden kann.

2.3.12.3 Fragenkatalog

- existiert ein Pflichtenheft
- welche Ausschlusskriterien sind gegeben
- wie hoch ist der Erfüllungsgrad (Funktionen)
- Untererfüllung
- Zusatznutzen

2.3.12.4 Querverweise

Effizienz, Leistungsumfang, Pflichtenheft

2.3.13 Effizienz

Effizienz ist Effektivität gemessen an den Aufwendungen.

2.3.13.1 Allgemeine Erläuterungen

Aufwendungen sind Kosten, Zeit, Raum und Personal.

2.3.13.2 Beispiele

Ein Drucker ist effizienter als ein anderer, wenn er (ceteris paribus) bei gleicher (oder höherer) Druckleistung weniger kostet, wobei die Druckleistung beider Geräte für das definierte Ziel ausreicht.
Zwei infrage kommende Doctor's Office Computer leisten die gewünschten Funktionen Patientenverwaltung, Rezeptschreibung und Kassenabrechnung. Das teurere System kann darüber hinaus noch die Abrechnung der Privatpatienten und

die Gehaltsbuchhaltung erledigen. Dieser Zusatznutzen ist zu bewerten und gegen
die Mehrkosten abzuwägen; das Ergebnis ist in die Entscheidungsfindung mit ein-
zubeziehen.

2.3.13.3 Fragenkatalog

- ist das Angebot nach Preisen detailliert
- ist ein Vergleich zwischen Anschaffungskosten und Folgekosten durchgeführt

2.3.13.4 Querverweise

Effektivität, Leistungsumfang, Pflichtenheft

2.3.14 Einführungskosten

Einführungskosten sind alle systemunabhängigen Aufwendungen, die in unmit-
telbaren Zusammenhang mit der Einführung eines Systems stehen ("spezifische"
Infrastrukturmaßnahmen).

2.3.14.1 Allgemeine Erläuterungen

Planungs-, Anschaffungs-, Einrichtungs- oder Installationskosten gehören nicht
zu den Einführungskosten.

Bei den Einführungskosten sind vor allem die Aufwendungen zu berücksichtigen,
die durch organisatorische und bauliche Maßnahmen entstehen, wie z.B. der Einbau einer Klimaanlage, Verlegung von Versorgungsleitungen (Strom- und Tele-
fonanschlüsse) usw. Die Höhe der Einführungskosten hängt sowohl vom einzuführenden System, als auch von den vorhandenen Einrichtungen beim Anwender ab.

Unter Einführungskosten fallen auch Kosten für Aus- und Weiterbildung, die im
Zusammenhang mit dem einzuführenden System stehen (allgemeine EDV-,
systembezogene EDV-, Programmier- und Organisationskurse).

2.3.14.2 Beispiele

Das unter Anschaffungskosten angeführte Beispiel "Textverarbeitungssystem"
kann neben den Anschaffungskosten für das System selbst weitere Aufwendungen
erfordern, z.B. für Terminaltische. Bei einem Textverarbeitungssystem, das in
einem kompletten Arbeitsplatz eingebaut ist, entfällt dies. Je nach Komplexität
der angebotenen Textsysteme und der Qualität der mitgelieferten Handbücher
kann ein kostenpflichtiger Kurs notwendig oder ein Selbststudium nach kurzer
Einführung möglich sein.

Die Kosten für den Einbau einer einfachen Raumklimaanlage zählen zu den Einführungskosten, da diese Art der Klimatisierung auch für andere Zwecke verwendet werden kann; die Kosten für den Einbau einer speziellen Klimaanlage zählen
dagegen zu den Installationskosten, da nach einem Abzug der Anlage diese Kühlung nicht anderweitig gebraucht werden kann. Die Kosten für den Kauf dieser

speziellen Klimaanlage zählen zu den Anschaffungskosten, da die Gesamtanlage ohne diese Kühlanlage nicht betriebsfähig wäre.

2.3.14.3 Fragenkatalog

- welche Kosten entstehen durch organisatorische und bauliche Maßnahmen
- welche Kosten entstehen durch Schulung
- sind die Einführungskosten in die Untersuchungen einbezogen

2.3.14.4 Querverweise

Anschaffungskosten, Effizienz, Einführungsstrategie, Einrichtungskosten, Folgekosten, Installationskosten, Personalbedarf, Planungskosten, Raum- und Ausstattungsbedarf

2.3.15 Ergonomie

Ergonomie ist die menschengerechte Gestaltung des Arbeitsplatzes, der Mensch-Maschine-Kommunikation und der Arbeitsinhalte.

2.3.15.1 Allgemeine Erläuterungen

Im engeren Sinne ist damit die Gestaltung der Arbeitsmittel gemeint. Im weiteren Sinne sind für den Anwender (insbesondere für den, der täglich mit dem System arbeiten soll) die menschengerechte Auslegung der Interaktionsschnittstelle mit dem Computer (Mensch-Maschine-Schnittstelle) und insbesondere die menschengerechte Auslegung der Arbeitsinhalte wichtig. Seit Ende 1975 liegen teilweise bereits endgültige DIN-Normen vor (s. Normen).

2.3.15.2 Beispiele

Bei Datenendgeräten gibt es Normen für Tastatur, Neigungswinkel des Bildschirms etc. Ein wichtiger Faktor ist die Anpassung des Dialogs mit dem Computer an den Benutzer. Gemeint ist die umfangreiche Hilfestellung für unerfahrene Benutzer, z.B. durch detaillierte Erklärungen und Fehlermeldungen, und eine Kurzfassung für den geübten Anwender.

Jede Tastatur eines Terminals hat mindestens eine Taste, mit der ein Satz oder der Inhalt eines gesamten Bildschirmes übertragen wird (d.h. Start der Übertragungsprozedur). Es gibt Tastaturen auf dem Markt, bei denen diese Taste die "dritte von rechts", zweite Reihe von oben ist, nur markiert durch "LF" (line feed). Ungeübte Anwender, die fast immer Fachkräfte auf anderen Gebieten sind, werden oft diese Taste verfehlen (es soll ja auch schnell gehen, schließlich arbeitet man ja mit einer elektronischen Datenverarbeitungsanlage). Da das sofort erkannt wird, drückt man sofort hinterher die richtige Taste, übersieht aber meistens, daß die erstgedrückte falsche Taste ein zusätzliches Zeichen an den Satz angehängt hat. Dieses falsche Zeichen löst dann mindestens eine Fehlermeldung aus und damit eine notwendige Korrektur oder Neueingabe des ganzen Satzes. Passiert das mehrmals hintereinander, dürfte die Akzeptanz sehr gefährdet sein. Fazit: Diese Eingabe-

taste muß in Form (oder Farbe) sofort zu erkennen sein und sich möglichst nach
rechts abgesetzt und außerhalb der normalen Tastatur befinden.

Ähnliche Überlegungen gelten auch für die Software. Wird bei Aufruf von Funktionen mit der "Menü"-Technik gearbeitet - d.h. die möglichen Funktionen werden
am Bildschirm angezeigt - so kann die Auswahl einer Funktion bei mehrstufigen
Auswahlprozessen sehr zeitaufwendig sein. Hier muß parallel zum mehrstufigen
"Menü" die Möglichkeit bestehen, das gewünschte Programm direkt aufzurufen,
ohne alle Menübilder durchblättern zu müssen.

2.3.15.3 Fragenkatalog

- sind die Auswirkungen von physiologischen Faktoren (z.B. Sitzposition, Nei-
  gung des Bildschirmes, Blendung, sonstige Auslegung des Arbeitsgerätes und
  des Arbeitsplatzes, Lärm, Klima etc.) berücksichtigt
- sind die Anforderungen der Berufsgenossenschaft erfüllt
- existieren Hilfsfunktionen in der Software
- · bietet die Software leichte Korrekturmöglichkeiten
- ist das Design der Anlage benutzerfreundlich
- welche Farbwahl ist getroffen

2.3.15.4 Querverweise

Belegorganisation, Bedienungssicherheit, Dialogführung, Human Factors,
Mensch-Maschine-Schnittstelle

2.3.15.5 Literatur

<ARMB1>, <ARNO1>, <CHUR1>, <CONR1>, <GRIE2>, <HEIN1>,
<KRIS1>, <KRUE1>, <KUEN1>, <LONN1>, <MUEL1>, <PEAR1>,
<PEIS1>, <PETE1>, <REFA1>, <SAZO1>, <SPEC1>, <TERR1>

2.3.16 Folgekosten

Folgekosten sind alle Kosten, die nach der Einführung eines Systems in der Routi-
nearbeit und durch seine Betriebsweise entstehen.

2.3.16.1 Allgemeine Erläuterungen

Hierunter sind einerseits die Kosten für sämtliche Betriebsmittel des Systems zu
verstehen, andererseits aber auch die Mehr- oder Minderkosten für Personal und
Raumbedarf. Insbesondere fallen unter Folgekosten Miete, Wartung, Abschrei-
bung und Verzinsung.

2.3.16.2 Beispiel

Als Betriebsmittel benötigt das unter Anschaffungskosten vorgestellte Beispiel
"Textsystem" Papier und Druckbänder für den Drucker, weitere Disketten zur
Speicherung der Daten, selbstverständlich auch Strom für das System und die
Räume und Hilfseinrichtungen (Klimaanlage z.B.). Auch die Personalkosten zäh-

len hierzu. Dabei ist es durchaus denkbar, daß diese sinken, wenn statt vorher vier
Arzthelferinnen nun drei ausreichen, um die anfallenden Arbeiten zu bewältigen.
Die Folgekosten können als "Saldo" also durchaus negativ sein, d.h. Einsparungen
erbringen.

2.3.16.3 Fragenkatalog

- ist der Verbrauch des Systems (Strom, Papier, Speichermedien usw.) festgestellt
- sind die Bezugsquellen und deren Preisgestaltung bekannt
- sind die Netto-Folgekosten (Saldierung der alten mit den neuen Folgekosten)
  ermittelt

2.3.16.4 Querverweise

Anschaffungskosten, Betriebsmittelbedarf, Effizienz, Einführungskosten, Personalbedarf, Raum- und Ausstattungsbedarf

2.3.17 Human Factors

Human Factors sind den Anwender stark beeinflussende Faktoren, die sich im
Normalfall nicht in Geld ausdrücken lassen..

2.3.17.1 Allgemeine Erläuterungen

Unter Human Factors werden Entscheidungskriterien zusammengefaßt, die entscheidend für Annahme oder Ablehnung eines Systems durch die Anwender sind.
Hierzu gehören Kriterien, die hardware-bedingt und solche, die software- oder or-
ganisations-abhängig sind.

Kriterien der letztgenannten Art kommen oft zusätzlich aus dem ethischen Bereich. Die Furcht vor Orwells "1984" sollte nicht zu leicht genommen werden. Systeme sollten so gestaltet sein, daß auch der Anwender erkennt, daß mißbräuchli-
che Verwendungen praktisch ausgeschlossen sind.

2.3.17.2 Beispiele

Bei der Dialogführung ist in der Einarbeitungsphase die Arbeit im "Anfängermodus", bei dem die einzelnen Dialogschritte sehr ausführlich erläutert werden, vor-
teilhaft. Für Geübte kann sich dieser Vorteil ins Gegenteil umkehren, da die
schrittweise, langsame Führung Langeweile und Ungeduld hervorruft und dadurch möglicherweise zur Ablehnung des Systems führt. Ein zusätzlicher Kurzdia-
log ist wünschenswert.

Ist bei der Einführung eines medizinisch-technischen Systems mit der Entlassung
von MTAs zu rechnen, kann nicht von einer positiven Bewertung unter dem Aspekt "Human Factors" ausgegangen werden.

2.3.17.3 Fragenkatalog

- sind die Auswirkungen von psychischen Faktoren (z.B. Monotonie, Überbelastung, Unterbelastung, Aggressionsstau, Stress, Abstumpfung, Verminderung
  der menschlichen Kommunikation, Hetze etc.) berücksichtigt
- sind Umschulungen erforderlich
- sind Umschulungen möglich
- welche Weiterbildungsmöglichkeiten bestehen

2.3.17.4 Querverweise

Dialogführung, Datenpräsentation, Ergonomie, Komfort, Mensch-Maschine-
Schnittstelle, Personalbedarf

2.3.17.5 Literatur

<EXLE1>, <GRIE2>, <HORI1>, <KÖHL3>, <KÖHL4>, <LANE1>,
<PAVI1>, <PEAR1>, <PEIS1>, <RAMS1>, <STER1>

2.3.18 Installationskosten

Installationskosten sind alle Aufwendungen bei der Installation eines Systems, die
nicht Planungs-, Anschaffungs-, Einführungs- oder Einrichtungskosten sind.

2.3.18.1 Allgemeine Erläuterungen

Unter diesen Begriff fallen alle Kosten, die entstehen, um das System beim Anwender in Betrieb nehmen zu können. Insbesondere fallen hierunter die Kosten
für Transport, Transportversicherung, Aufstellung, Anschluß und Tests (soweit
die Kaufpreis- oder Mietvereinbarungen diese Leistungen nicht bereits als Pauschale enthalten). Unter Installationskosten fallen aber auch die Kosten für alle
Maßnahmen, die im direkten Zusammenhang mit der Aufstellung einer Anlage
stehen und die anderweitig nicht genutzt werden könnten ("spezifische" Infrastrukturmaßnahmen). Zu beachten ist die Abgrenzung zu den Einführungskosten
(siehe dort).

2.3.18.2 Beispiel

Viele Systeme, die auf Kleincomputern laufen, benötigen keine besonderen baulichen Maßnahmen mehr, so daß sich die Installationskosten im wesentlichen auf
die Kosten des Transports und der Aufstellung beschränken.

2.3.18.3 Fragenkatalog

- ist eine Checkliste von den Anbietern angefordert, um festzustellen, welche
  Umgebungsbedingungen gefordert werden
- ist intern festgestellt, wo die geringsten Kosten zur Erstellung der geforderten
  Umgebung entstehen
- sind Angebote von Firmen eingeholt, welche die geforderte Umgebung erstellen; gibt der Anbieter dabei Hilfestellung

Anschaffungskosten, Effizienz, Einführungsskosten, Einrichtungskosten, Folgekosten

2.3.19 Komfort

Komfort ist die subjektive Einschätzung der Erfüllung der Anwenderforderungen
in Art und Form.

2.3.19.1 *Allgemeine Erläuterungen*

Die Anwenderforderungen im Hinblick auf Bedienbarkeit, Erlernbarkeit und Prä-
sentation können sich auf alle Komponenten eines Systems erstrecken, die sich
z.T. im Leistungsumfang niederschlagen. Der Begriff findet in der EDV-Branche
häufige Verwendung, ist aber nicht klar zu umreißen; dieser Sachverhalt spiegelt
sich im Umfang des Fragenkatalogs und in der Anzahl der Querverweise wieder.

2.3.19.2 *Beispiele*

Unter dem Slogan "EDV per Knopfdruck" wird dem jeweiligen Anwender sehr
leicht suggeriert, daß er sich um nichts mehr zu kümmern habe. Das Versprechen
kurzer Einarbeitungs- und Wartezeiten bestärkt das Gefühl, perfekten EDV-Kom-
fort zu erwerben. Sicherlich besteht die Möglichkeit, einzelne Funktionen per
Knopfdruck auszulösen. Häufig wird dann die Anzahl der direkt verfügbaren
Funktionen durch die Anzahl der Knöpfe beschränkt, und die Programmierung
weiterer Funktionen ist für den ungeübten Anwender fast unmöglich. Außerdem
kann die Bereitstellung zusätzlicher Funktionen zu einem späteren Zeitpunkt un-
erwartete Folgekosten ergeben. Ähnlich kritisch kann die Problematik bei Wartezeiten im Dialog sein; hier ist nicht der Anschluß eines oder zweier peripherer Geräte maßgebend sondern eine optimale Geräteanzahl, die ggfs nicht mehr mit den
Ausbauvorstellungen des Anwenders einhergeht. Es wird also dem Anwender
empfohlen, die unter dem Begriff Komfort subsummierten Vorstellungen im Einzelfall zu hinterfragen.

2.3.19.3 *Fragenkatalog*

- wie ist die "Bedienbarkeit" (übersichtliche und ergonomische Anordnung der
  Bedienungselemente, leichte Handhabbarkeit, Dialogführung)
- ist die leichte Änderbarkeit der Ausführung von Funktionen gewährleistet
- ist die Erweiterungsmöglichkeit der Funktionen durch den Anwender gewährleistet
- ist eine flexible Möglichkeit der Datenpräsentation (Tabellen, graphische Auf-
  bereitungen, Statistiken) gegeben
- inwieweit können besondere Anwenderwünsche berücksichtigt werden
- ist die dynamische Anpassung in die bestehende Organisation (Einführungsstrategie) leicht möglich
- ist das Datensicherungskonzept einfach auszuführen
- ist die Ausfallorganisation leicht durchzuführen

Ausfallorganisation, Datenpräsentation, Datenschutz, Datensicherheit, Dialogführung, Einführungsstrategie, Effektivität, Ergonomie, Human Factors, Leistungsumfang, Mensch-Maschine-Schnittstelle, Restart, Support

2.3.19.5 Literatur

<GRIE2>, <KÖHL4>

2.3.20 Kosten

Siehe Anschaffungs-, Installations-, Einführungs-, Einrichtungs-, Folge- (Be-
triebskosten) und Planungskosten. Zur Ermittlung der Gesamtkosten sind die
einzelnen entstehenden Kosten zu addieren, wobei besonders die Folgekosten für
die gesamte geplante Laufzeit des Systems abzuschätzen sind. Die folgende Tabelle und das Zeitdiagramm geben einen Überblick über die System-, Anwender-
und Zeitabhängigkeit.

Kostenart	System- abhängig	Anwender- abhängig	Erläuterung auf Seite
Planungskosten (PL)	-	*	xx
Einführungskosten (EF)	+	+	xx
Anschaffungskosten (AS)	*	-	xx
Einrichtungskosten (ER)	+	+	xx
Installationskosten (IS)	*	+	xx
Folgekosten (FO)	+	+	xx

Grad der Abhängigkeit: * stark, + mittel, - gering

Die an anderer Stelle gezeigten Zeiträume, in denen die einzelnen Kostenarten
anfallen, sind abhängig von der Komplexität des Projekts.

2.3.21 Leistungsumfang

Leistungsumfang ist die qualitative Beschreibung aller Funktionen eines Systems.

2.3.21.1 Allgemeine Erläuterungen

Unter Leistungsumfang soll das Vorhandensein eines Leistungsmerkmals (Funktion) verstanden werden. Um eine Bewertung angebotener Systeme zu ermöglichen, müssen Leistungsmerkmale quantifiziert werden (Leistungsfähigkeit).

2.3.21.2 Beispiel

Der Leistungsumfang eines Druckers beinhaltet drei verschiedenen Schrifttypen,

Plotmöglichkeit und software-gesteuerte Farbumschaltung rot/schwarz. Die Leistungsfähigkeit besteht dann in der Quantifizierung dieses Umfanges: Geschwindigkeit in jeder der drei Schriftarten, Größe der Schriftmatrix (bei Matrixdruckern), Geschwindigkeit und Auflösungsvermögen bei der Plotfunktion; eine ordinale Beurteilung des Umfanges wird in Bezug auf Schriftqualität und Schriftbild, Bedienbarkeit usw. vorgenommen.

2.3.21.3 Fragenkatalog

- existiert eine Auflistung aller angeforderten bzw. vorhandenen Leistungsmerkmale
- gibt es Zusatznutzen durch Leistungsmerkmale, die nicht "direkt" in Zusammenhang mit dem zu erreichenden Ziel stehen
- gibt es bereits Pflichtenhefte für vergleichbare Anwendungen

2.3.21.4 Querverweise

Effektivität, Komfort, Leistungsfähigkeit, Pflichtenheft, Verfügbarkeit

2.3.22 Mensch-Maschine-Schnittstelle

Mensch-Maschine-Schnittstelle ist das Zusammenwirken aller Komponenten aus Hard- und Software, mit denen der Mensch über ein Datenendgerät in direkten Kontakt tritt.

2.3.22.1 Allgemeine Erläuterungen

Die Probleme der Mensch-Maschine-Kommunikation treten insbesondere bei der Datenerfassung, Benutzerführung und Datenpräsentation auf.

2.3.22.3 Fragenkatalog

- sind die Geräte einfach zu bedienen (Qualifikation des Personals, Raumhelligkeit, blendfreie Bildschirme, Fehlbedienung, Zugriffsschutz, Groß- und Kleinschreibung, deutscher Zeichensatz u.a.)
- wie gut ist die Benutzerführung (z.B. mittels Bildschirmdialog, Menütechnik, Leuchtsignalen, Akustiksignalen an Tasten, Antwortzeiten)

2.3.22.4 Querverweise

Bedienungssicherheit, Datenpräsentation, Dialogführung, Ergonomie, Human Factors, Komfort

2.3.22.5 Literatur

<BALL1>, <GIE2>, <PAVI1>, <PEIS1>, <PEIS2>, <RAMS1>, <SAZO1>

2.3.23 Pflichtenheft

Ein Pflichtenheft ist die Beschreibung des Leistungsumfanges und der Leistungsfähigkeit eines Systems.

2.3.23.1 Allgemeine Erläuterungen

Das Pflichtenheft enthält nach der Konzeptionsphase eine Beschreibung der benö-
tigten Funktionen. Außerdem kann es Test- und Prüfkriterien für die spätere Ab-
nahme des Systems enthalten. Die Aufnahme eines Pflichtenheftes als Bestandteil
eines (BVB-)Vertrages ist ratsam.

2.3.23.2 Beispiel

Bei einem System für die Patientendatenerfassung sollten die Anforderungen u.a.
wie folgt aussehen:

- Erfassungsfragen (möglichst genau)
- Anzahl Patienten (möglichst Verteilung über den Tag)
- Art und Umfang der Ausgabe (Etiketten, Listen)
- Zeitkriterien

2.3.23.3 Fragenkatalog

- wer erstellt das Pflichtenheft
- welcher Grad der Detaillierung ist vorgesehen
- für welche Ausbaustufe eines ggf größer geplanten Systems wird das Pflichtenheft erstellt
- ist ein Mengengerüst vorhanden
- sind die Funktionen und Daten ausreichend beschrieben
- sind Zeitkriterien festgelegt

2.3.23.4 Querverweise

Leistungsfähigkeit, Leistungsumfang, Vertrag

2.3.24 Planungskosten

Planungskosten sind Kosten, die im Zeitraum der Entscheidungsfindung (bis zum
Zeitpunkt der Kaufentscheidung) entstehen.

2.3.24.1 Allgemeine Erläuterungen

Im einzelnen sind hierunter die Kosten derjenigen Maßnahmen zu verstehen, die
vom Auftreten bzw. Erkennen der Notwendigkeit der Anschaffung eines Systems
bis zur definitiven Kaufentscheidung anfallen. Im voraus anfallende Kosten für
vorsorglich durchgeführte Infrastrukturmaßnahmen zählen nicht hierzu. Es ist
durchaus denkbar, daß bei einem bestimmten Vorhaben nur Planungskosten entstehen, wenn im Zuge der Planung festgestellt wird, daß eine Realisierung des
Projektes nicht möglich oder nicht sinnvoll ist.

2.3.24.2 Beispiel

Wenn ein Arzt den Entschluß faßt, sich um die Anschaffung eines Doctor's Office Computers zu bemühen, und telefoniert, um sich näher über das Angebot zu informieren, entstehen Planungskosten in Form von Telefonkosten. Weitere Planungskosten im Zuge der Entscheidungsfindung können Reisekosten, Eintrittsgelder und Seminargebühren sein (Besuch von Informationsseminaren, Messen, Anbietern usw.) Die Kosten für Beratungen mit einer Beratungsfirma, die die Entscheidung vorbereiten soll, und auch, als kalkulatorische Kosten, die eingebrachte Eigenleistung (Zeit) zählen hierzu. Sollte der Arzt die Entscheidung fällen, keinen Doctor's Office Computer zu kaufen, sind nur Planungskosten entstanden; die anderen Kostengruppen bleiben dann unberührt.

2.3.24.3 Fragenkatalog

- ist ein Erfahrungsaustausch mit anderen Anwendern vorgesehen (Referenzlisten anfordern)
- ist die Planungsphase definiert (Zeitplan und Verantwortlichkeiten genau festlegen)
- ist Selbstplanung möglich oder muß eine Beratungsfirma eingeschaltet werden

2.3.24.3 Querverweise

Effektivität, Effizienz, Leistungsumfang, Normen, Pflichtenheft, Support, Vertrag

2.3.25 Raum- und Ausstattungsbedarf

Raum- und Ausstattungsbedarf beschreibt die Aufwendungen zum Betrieb eines Systems im Hinblick auf Einrichtung und Unterbringung.

2.3.25.1 Allgemeine Erläuterungen

Der Begriff Raumbedarf umfaßt alle zur Einrichtung und Unterbringung des Systems erforderlichen Stell-, Arbeits- und Verkehrsflächen einschließlich Lager und Archiv sowie Anschluß- und Klimabedingungen für die Hardware.

2.3.25.2 Beispiel

Im Installationsplan für ein System müssen neben den Stellflächen für die einzelnen Hardware-Komponenten und den dazugehörigen Freiflächen für Bedienung und Wartung auch die Flächenbelastung und der Fußbodenbelag (statische Aufladung) berücksichtigt werden. Anschluß- und Klimabedingungen enthalten Toleranzbereiche, innerhalb derer der Hersteller die Funktionsfähigkeit der Hardware garantiert. Des weiteren ist der Raumbedarf für Formular- und Papierlager sowie für das Archiv zu planen.

2.3.25.3 Fragenkatalog

- benötigt das System eine Klimatisierung

- ist ein Datenträgerarchiv notwendig
- welche Ablage der Arbeitsunterlagen (ggf. Mikrofiches) ist vorgesehen
- wie ist die Stromversorgung (eigener Transformator-Abgang, eigener Transformator, unterbrechungsfreie Stromversorgung) vorgesehen
- ist ein spezieller Installationsfußboden erforderlich
- ist ein spezieller Fußbodenbelag (antistatisch) erforderlich
- welche Datenleitungen und -anschlüsse sind erforderlich

2.3.25.4 Querverweise

Betriebsmittelbedarf, Einführungskosten, Einführungsstrategie, Einrichtungskosten, Ergonomie, Installationskosten, Personalbedarf

2.3.26 Schnittstelle

Schnittstelle ist die Beschreibung von Übergabebedingungen zwischen Systemkomponenten.

2.3.26.1 Allgemeine Erläuterungen

Bei einer Schnittstelle sind drei Ebenen zu unterscheiden:

- physikalische Ebene,
- prozedurale Ebene und
- logische Ebene.

Die physikalische Ebene beinhaltet z.B. die Wahl und Belegung von Steckern, Typ von Magnetbändern oder Arten von Formularen (z.B. für Belegleser geeignet). Die prozedurale Ebene bezeichnet die Art und Weise, wie Daten ausgetauscht werden. Die logische Ebene beschreibt Inhalte und Struktur der auszutauschenden Daten.

2.3.26.2 Beispiel

Ein Laborgerät soll an ein Arzt-Praxis-System angeschlossen werden. Es stellt sich heraus, daß das Gerät als Ausgang einen Stecker für ein Koaxialkabel und der andere einen 25-poligen Stecker für ein mehradriges Kabel hat. Außerdem liefert das Laborgerät als Ausgangswert Analogsignale. Wenn das Arzt-Praxis-System nun keine Möglichkeit hat, eine Analog-Digital-Wandler-Platine aufzunehmen (weil die Daten im Praxisrechner digital verarbeitet werden), läßt sich das Gerät so nicht anschließen.

2.3.26.3 Fragenkatalog

- welche Normen werden verwendet
- gibt es Abweichungen von Standards (Konsequenzen daraus)
- ist die Verantwortung für Schnittstellen festgelegt
- welche Testverfahren sind vorhanden
- wie groß ist der Testaufwand
- gibt es Referenzen der Realisation von Schnittstellen

- ist eine Testinstallation am eigenen System möglich

2.3.26.4 Querverweise

Komfort, Leistungsumfang, Normen, Pflichtenheft, Vertrag

2.3.26.5 Literatur

<BMI1>

2.3.27 Schulung

Schulung beinhaltet alle Maßnahmen, die getroffen werden müssen, um den Anwender in die Bedienung und Nutzung seines EDV-Systems einzuführen.

2.3.27.1 Allgemeine Erläuterungen

Die Schulung beinhaltet mehrere Stufen; sie kann zentral beim Hersteller oder
aber - insbesondere bei der Anwendungsschulung - vor Ort erfolgen.

2.3.27.3 Fragenkatalog

- werden Kurse für die Anwendungsfunktionen angeboten
- erfolgt die Schulung beim Hersteller oder vor Ort
- welches Schulungsmaterial steht zur Verfügung, um Personal nachzuschulen:
  Programmierte Unterweisung (PU), Kursunterlagen, Literatur, Videofilme,
  Diaserien
- besteht die Möglichkeit der Schulung beim Anwender
- werden Programmierkurse angeboten
- in welchen Zeitabständen werden Kurse durchgeführt

2.3.27.4 Querverweise

Einführungskosten, Einführungsstrategie, Operating, Vertrag

2.3.28 Support

Support ist die Unterstützung bei Planung, Inbetriebnahme und Routine durch
den Hersteller.

2.3.28.1 Allgemeine Erläuterungen

Die Unterstützungsmaßnahmen und Dienstleistungen sind hinsichtlich Hard-,
Soft- und Orgware zu verstehen. Support kann kostenlos oder gegen Aufwandsbe-
rechnung gewährt werden.

2.3.28.3 Fragenkatalog

- wie groß ist die Anzahl der Mitarbeiter für Supportaufgaben

- welche Qualifikation haben die Mitarbeiter
- werden Supportkosten pauschal oder nach Aufwand berechnet
- kommt der Support aus einer Hand (ein Ansprechpartner)
- ist die Supportorganisation zentral oder dezentral
- wie ist die Handhabung des Supports (vor Ort, telefonisch, Ferndiagnose)
- wie groß ist die Reaktionszeit des Supports
- wie groß ist die Zuverlässigkeit des Supports (Referenzen, Termintreue, Einhalten von Zusagen)

2.3.28.4 Querverweise

Einführungskosten, Einführungsstrategie, Folgekosten, Pflichtenheft, Planungskosten, Verfügbarkeit, Vertrag

2.3.29 Verfügbarkeit

Verfügbarkeit ist der Erfüllungsgrad (in v.H.) von vorzugebenden Funktionen in einer vorzugebenden Zeiteinheit.

2.3.29.1 Allgemeine Erläuterungen

Die vorzugebenden Funktionen sind die gewünschten Anwenderfunktionen (Leistungsumfang) und notwendige, zusätzliche Funktionen (z.B. Datensicherung, Reorganisation von Dateien). Die vorzugebende Zeiteinheit ist die Nutzungsdauer von Funktionen (z.B. 8, 12, 24 Std. pro Tag, Samstag, Sonntag, Monat, Jahr). Bei der Ermittlung und Festlegung der Nutzungsdauer der Funktionen muß die Ausfallzeit durch

- Hardware-Wartung
- Software-Wartung
- Änderung der Systemumgebung
- Störungsfall

berücksichtigt werden.

2.3.29.2 Beispiel

Für die Verfügbarkeit ist die Schnelligkeit der Fehlerbehebung entscheidend. Der Ausfall des einzigen Druckers in einer Praxis kann zum Zusammenbruch der gesamten Sprechstunde führen. Das System ist nicht mehr verfügbar. Eine schnelle Reparatur ist notwendig. Im Rahmen einer Datensicherung sind täglich Datensicherungsläufe durchzuführen. Während dieser Läufe ist das System für den Anwender im allgemeinen nicht verfügbar. Der Anwender muß klar festlegen, wann das System bzw. eine bestimmte Funktion für ihn auf jeden Fall verfügbar sein muß.

2.3.29.3 Fragenkatalog

- in welchem Umfang ist Datensicherung unter laufendem Betrieb möglich

- welche Auswirkungen hat die Reorganisation von Dateien auf andere Funktionen
- Hardware-Wartung
- erforderlicher Umfang
- Ausführung durch wen
- in welchem Zyklus
- welche Dauer
- während der normalen Betriebszeit
- ist eine Einschränkung des Ablaufs gegeben
- Software-Wartung
- erforderlicher Umfang
- Ausführung durch wen
- in welchem Zyklus
- während der normalen Betriebszeit
- ist eine Einschränkung des Ablaufs gegeben
- Störungsfall
- ist die Verantwortlichkeit/Zuständigkeit geregelt
- ist die Servicebereitschaft geregelt (Rufbereitschaft)
- wie groß ist die zugesicherte Zeitspanne zwischen Fehlerbehebung und Reaktion

2.3.29.4 Querverweise

Anpassungsfähigkeit, Ausfallorganisation, Leistungsumfang, organisatorische Änderungen, Sicherheit, Support, Vertrag

2.3.30 Vertrag

Vertrag ist ein Abkommen zwischen Anbieter und Anwender von Systemen und Systemkomponenten.

2.3.30.1 Allgemeine Erläuterungen

Verträge sind zu unterscheiden nach:

- Kaufvertrag
- Mietvertrag
- Leasingvertrag
- Wartungs-/Pflegevertrag

Für den Bereich des öffentlichen Dienstes gibt es Standardverträge, die sog. "Besonderen Vertragsbedingungen" (BVB). Sie bestehen aus den paraphierten Texten und darauf bezugnehmenden Formularen, in die spezifische Angaben eingetragen werden.

Folgende Bereiche sind z. Z. abgedeckt:

BVB-Verträge werden sowohl als Einzelverträge mit und ohne Nachtrag als auch als Rahmenverträge (Allgemeine Bedingungen im allgemeinen Teil, komponentenbezogene Bedingungen auf je einem "Systemschein" pro Komponente) abgeschlossen. Im industriellen Bereich gibt es die vom "Bund Deutscher Unternehmensberater" (BDU), Fachgruppe Datenverarbeitung, erstellten "Standardbedingungen":

- Allgemeine Nutzungsbedingungen für Software-Produkte
- Allgemeine Wartungsbedingungen für Software-Produkte
- Allgemeine Auftragsbedingungen für:
        - die Erstellung von Gutachten, Studien und ähnlichen Leistungen
        - die Erstellung lauffähiger EDV-Anwendungssysteme (Werkvertrag)
        - für Beratungs-, Planungs-, Organisations- und Programmierarbeiten

2.3.30.2 Beispiele

Siehe BVB-Vertrag oder BDU-Vertrag (beziehbar bei: Bundesverband Deutscher Unternehmensberater, BDU, e.V., Gotenstr. 161, 5300 Bonn 2)

2.3.30.3 Fragenkatalog

- soll der Vertrag als BVB-Vertrag geschlossen werden
- sind Konventionalstrafen vereinbart
- gibt es zusätzlichen Schriftverkehr mit verbindlichen Absprachen
- welche Modalitäten der Beschaffung (Miete, Leasing, Kauf, Mietkauf) sind vorgesehen
- ist die Abtretung von Leasingsverträgen möglich oder ausschließbar (kein Wechsel des Vertragspartners ohne Zustimmung)
- sind Einzelkomponenten mit Preisen versehen

2.3.30.4 Querverweise

Einführungsstrategie, Leistungsumfang, Normen, Pflichtenheft

2.3.30.5 Literatur

<BURH1>, <FRAN1>, <LIPP1>, <LUTZ1>, <ZAHR1>, <ZAHR2>, <ZAHR3>

2.3.31 Zugriffsschutz

Zugriffsschutz sind alle Maßnahmen, die die Benutzung eines Systems kontrollieren und die unerlaubte Benutzung verhindern.

2.3.31.1 Allgemeine Erläuterungen

Dazu sind

- organisatorische Maßnahmen
- Software-Maßnahmen
- Hardware-Maßnahmen zu treffen.

2.3.31.2 Beispiel

Für jeden Benutzer müssen die für ihn zugelassenen Funktionen im Routinebetrieb definierbar und auch veränderbar sein. Das unberechtigte Benutzen von Funktionen muß verhindert und protokolliert werden. Dies kann durch Abfrage eines Paßworts, Schlüsselschalter am Terminal oder durch Ausweisleser ermöglicht werden. Kombinationen dieser Maßnahmen sind denkbar.

2.3.31.3 Fragenkatalog

- gibt es eine Regelung der Zugriffserlaubnis (organisatorisch, Software, Hardware)
- wie ist die Zugriffshierarchie (Benutzer, Funktion, Daten) festgelegt
- ermöglicht das System kontrollierte Zugriffe einzelner Benutzer
- werden die Zugriffe und die unberechtigten Versuche protokolliert
- sind für einzelne Daten verschiedene Zugriffsmöglichkeiten (Lesezugriff, Schreib/Lesezugriff, Löscherlaubnis) definierbar

2.3.31.4 Querverweise

Accounting, Datenschutz, Datensicherheit

2.4 Zulassungskriterien des ZI

Praxiscomputer werden zur Zeit wohl vor allem im Bereich der Privat-Liquidation eingesetzt. Dies erscheint schon deshalb einleuchtend, weil gerade in diesem Gebiet der Schwerpunkt auf einer administrativen Tätigkeit, der Rechnungschreibung liegt. Die wichtigsten Anforderungen, die an Peripherie, Hard- und Software in diesem Bereich gestellt werden sind sauberer Rechnungsdruck und Übereinstimmung von Preis und erbrachter Leistung.

In der Anfangszeit der Arztrechner-Systeme gab es Probleme beim Versuch der Abrechnung von Kassenpatienten mit Ersatz- und RVO-Kassen: zweifelhafte Leistungsangebote mancher Anbieterfirmen verstärkten die Zurückhaltung der Kassen, die fürchteten, bewährte Abrechnungs- und Dokumentationsverfahren zu gefährden. Die Folge war, daß EDV-bedruckte Krankenscheinaufkleber zurückgewiesen und Honorarzahlungen verweigert wurden. Überwiegend positive Erfahrungen, welche die Ersatzkassen mit EDV-gestützten Quartalsabrechnungen machten, führten dann doch noch zu einer Einigung zwischen Kassenärztlicher Bundesvereinigung und den Bundesverbänden der Orts-, Betriebs-, Innungs- und landwirtschaftlichen Krankenkassen und der Bundesknappschaft.

Nun konnte sich ein paritätisch besetzter Arbeitskreis an die Arbeit machen, um die Zulassungskriterien für die Abrechnung festzulegen. Ziel der Aktion war, Genehmigungsverfahren zentral durchzuführen, um die Praxis des EDV-interessierten Arztes zu entlasten. Die Aufgabe der Prüfung der Abrechnungsfunktionen hat das Zentralinstitut (ZI) der KBV in Köln übernommen.

ZI und die jeweils zuständige Kassenärztliche Vereinigung (KV) begutachten die

programmierten Abrechnungsverfahren in drei Abschnitten <KBV84>:
(Abbild. 5)

- Prüfung des Abrechnungsverfahrens anhand der technischen Dokumentation
  des Herstellers
- Systemtest anhand einer Check-Liste und eines Satzes von Muster-Rechnungs-
  fällen

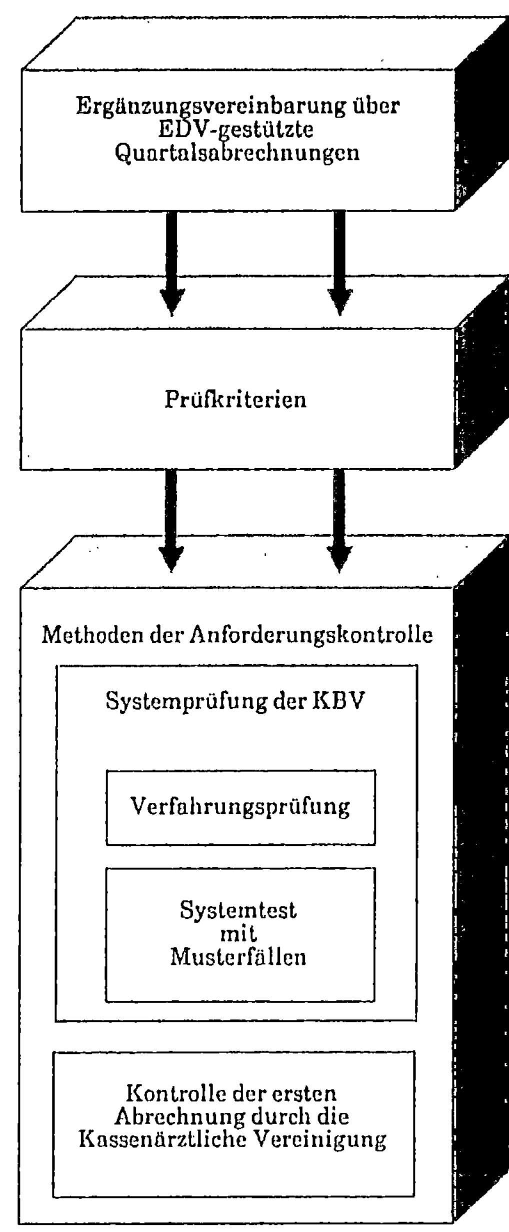

Abb. 5. Prüfsystematik des ZI

Das aus diesen drei Abschnitten zusammengefaßte Prüfungsergebnis erhalten die betroffene KV, der Hersteller/Vertreiber des Systems und der "Gemeinsame Ausschuß" zur Kenntnis.

In Abbildung 6 ist eine Zusammenstellung der häufigsten Mängel dargestellt, die bei der Prüfung im Zentralinstitut (ZI) der Kassenärztlichen Vereinigung (KBV) festgestellt wurden.

Bis jetzt also, das wird aus dem bisher Gesagten ersichtlich, prüft das Zentralinsti-

Art der Mängel	typische Beispiele	Anteil am Mängelvorkommen
Verfahrensfehler der Prüfung	- keine zwingend Einzelquittierung bei zusammenhängender Leistungserfassung - Kassenwechsel falsch - unkorrekte Regelprüfung - Quartalsabgrenzung falsch - unkorrekte Erfassung von Leistungsbegründungen und ergänzenden Angaben - falsche oder fehlende Personenidentifikation	60%
Programmierfehler	- Verschwinden von Leistungen bei Druckwechsel in die nächste Spalte - Verschwinden von Diagnosen - Endlosschleife beim Drucken	30%
logische Fehler	- Verschwinden von Leistungen aufgrund nicht ausreichender Dimensionierung von Daten - Verschwinden von Leistungen aufgrund unterschiedlicher Handhabung bei der Dokumentation von Begründungstexten	10%

Abb. 6. Mängelübersicht des ZI (erstellt vom Zentralinstitut der KV)

tut der Bundeskassenärztlichen Vereinigung nur die für die korrekte Abrechnung
relevanten Funktionen.

Immer mehr Ärzte, die sich für den Einsatz eines Computers in ihrer Praxis
interessieren, suchen nach einem unabhängigen Berater bzw. nach Stellen, die
vorhandene Systeme als Ganzes bewerten und eine Empfehlung aussprechen. Hier
bietet sich hier nicht nur dem Zentralinstitut ein ideales Betätigungsfeld.

Durch die Praxis, die das ZI beim Testen der Abrechnungsfunktionen mit den Systemen gesammelt hat, ist man dort auch durchaus in der Lage, weitere Funktionen der am Markt befindlichen Systeme zu prüfen und einen "Prüfstempel" für das
Gesamtsystem zu vergeben und ratsuchenden Ärzten solche Systeme zu empfeh-
len. Einziges Handicap für das ZI ist, zumindest im Augenblick noch, die mangeln-
de Personal- und Finanz-Ausstattung.

Aber nicht nur das Zentralinstitut ist hier gefordert. Einsatzmöglichkeiten von
Computern in der Medizin sind ein Thema, mit dem sich mittlerweile ein ganzer
Berufszweig beschäftigt: der des *Medizinischen Informatikers.*

Seit 1983 hat sich, mit Sitz in Heidelberg, der Berufsverband Medizinischer Informatiker konstituiert <BVMI83>, der sich "auf die Fahnen geschrieben" hat, das
Berufsbild des Medizinischen Informatikers, das noch weithin unbekannt ist, zu
verbreiten und durch praktischen Einsatz seiner Mitglieder, z.B. anläßlich der
SYSTEMS '85, seine Kompetenz zu zeigen.

3 Fragebogen

Beim Aufbau des Fragebogens (Anhang A) waren eine Reihe gestalterischer und inhaltlicher Kriterien zu beachten. Erfahrungen, die bei der Erstellung der Fragebogen im Rahmen der sozioökonomischen und epidemiologischen Forschung für das Münchner Blutdruck-Programm (MBP), die MONICA-Studie (Monitoring of Trends and Determinants of Cardiovascular Diseases) und die MEDIS Ärztebefragung 1982/83 gemacht wurden, konnten hier gewinnbringend wieder eingebracht werden.

Die Bogen wurden in mehreren Durchläufen getestet, das Design korrigiert und die Fragen umformuliert. So wurden zum Beispiel statt "Ja-Nein Fragen" Multiple-Choice-Fragen gewählt, mit der Möglichkeit einfach zutreffende Kästchen anzukreuzen, um die Akzeptanz und die Ausfüll-Geschwindigkeit zu erhöhen. Dabei wurde bewußt in Kauf genommen, daß sich durch eventuelles Übersehen von Fragen oder Antwortmöglichkeiten Flüchtigkeitsfehler einschleichen konnten.

Aus Platzgründen, um alle Fragen auf acht Seiten unterbringen zu können, wurde der Fragebogen zweispaltig ausgelegt. Dies ging zwar etwas zu Lasten der Übersichtlichkeit, die durch den Einsatz von graphischen Hilfsmitteln und einem komfortablen Drucksystem aber wieder verbessert werden konnte.

Bei der inhaltlichen Gestaltung lag das Schwergewicht auf der Verständlichkeit der Fragen und möglichst "meßbaren" Antworten, d.h. Fragen, deren Beantwortung möglichst wenig subjektiven Spielraum ließ. Dadurch sollten die Antworten objektiver und damit vergleichbarer werden.

Die Grobstruktur des Fragebogens sieht wie folgt aus:

Herstellerbeschreibung
Ausstattung des Arztrechners
Software
Funktionen
Datenstruktur
Design-Kriterien
Einsatzbereiche
Organisation
Kosten

Eine vollständige Darstellung des Fragebogens findet sich im Anhang A. In den folgenden Abschnitten wird der Sinn und das Ziel der einzelnen Fragenkomplexe erläutert. Damit soll ein leichter Einstieg in die einzelnen Bereiche des Bogens und die zu erwartenden Ergebnisse möglich sein, um dieses Buch selektiv lesen zu können.

3.1 Herstellerangaben

Diese Angaben dienten hauptsächlich der Charakterisierung der jeweiligen Firma, einer allgemeinen Übersicht und der Adreßangabe mit dem Namen des Ansprechpartners, die für Rücksprachen notwendig war. Wie schon erwähnt, stellte sich im Laufe der Datenerfassung und Auswertung heraus, daß noch eine Reihe von Rückfragen notwendig waren.

3.2 Ausstattung des Arzt-Rechners

Der Fragenkomplex bezieht sich auf die Arztrechner-Hardware (siehe auch Kapitel "Arztrechner-Modell"). Dabei wird zwischen Grund- und Maximal-Ausstattung unterschieden. Die Grundausstattung umfaßt alle die Komponenten, die typischerweise eingesetzt werden. Es handelt sich also nicht um eine Minimalkonfiguration, sondern um ein lauffähiges System, das alle erforderlichen Grundfunktionen erfüllt.

Besonderes Gewicht wird bei diesem Abschnitt den Geräten zugemessen, die die Schnittstellen zum Benutzer ausmachen, den Datenendgeräten. Dazu gehören die Bildschirmterminals und die Drucker. Die maximale Ausstattung gibt die Ausbau- und Erweiterungsfähigkeit des Systems an. Dies ist insbesondere notwendig, wenn im Laufe des Einsatzes der Funktionsumfang erhöht wird, wie es praktisch bei allen erfolgreich eingesetzten Datenverarbeitungs-Systemen üblich ist.

3.3 Software

In diesem Abschnitt geht es um die Systemsoftware, die zusammen mit der Hardware die Grundvoraussetzung für ein EDV-System darstellt. Für den Arzt, der die Systeme nur als sogenannte "Turnkey-Systeme" (schlüsselfertige Systeme ohne eigene Änderungsmöglichkeiten) einsetzen will, ist dieser Abschnitt nicht so interessant; er ist mehr für den etwas fortgeschritteneren Mediziner gedacht, der das System eventuell selbst ergänzen und das Funktionsspektrum erweitern will. Daneben wird aber auch Antwort auf die Übertragbarkeit des Systems auf andere Hardware und die Erweiterbarkeit um Standard-Programme gegeben. Gerade im Bereich der Personal Computer gibt es schon heute, drei Jahre nach dem Einstieg des Marktführers, eine ganze Kollektion von nützlichen Programmpaketen, z.B. zur Tabellenkalkulation, als Notizzettel, Terminkalender und automatische Wähleinrichtung, die, gemessen an Programmen für Großrechner, spottbillig sind.

3.4 Funktionen

Die Leistungsfähigkeit des Systems spiegelt sich auch in der Anzahl und der Qualität der Funktionen wieder. Dieser Fragenkomplex behandelt deshalb sowohl die Themen "Verwaltung der Praxis" und "Medizin", als auch "Systemtechnik". Da im Auswertungsteil darauf detailliert eingegangen wird, kann hier auf eine weitere Darstellung verzichtet werden.

3.5 Datenstrukturen

Der Fragenkomplex "Datenstruktur" ergänzt den Funktionsteil und ermöglicht unter anderem eine Beurteilung der Leistungsfähigkeit und der Auswertbarkeit. Die Speicherkapazität zeigt mögliche Grenzen des Systems auf.

3.6 Design-Kriterien

Wie schon vorher ausführlich beschrieben ist das Verhalten eines Systems gegenüber dem Benutzer von entscheidender Bedeutung für die Akzeptanz des Systems. Bei der Entwicklung von DV-Systemen wird deshalb bereits im Design-Stadium Einfluß auf die Benutzer-Akzeptanz genommen. Die sehr technisch gehaltenen Fragen bedürfen allerdings der Interpretation durch den Fachmann, den Medizinischen Informatiker. Der Anspruch an die Ergonomie des Arbeitsplatzes ist in den letzten 10 Jahren gewaltig gewachsen. Systeme ohne ein gutes Designkonzept werden aus diesem Grund in Zukunft schlechte Marktchancen haben.

3.7 Einsatzbereiche

Verschiedene Fachrichtungen mit unterschiedlichen Strukturen und Voraussetzungen erfordern ein differenziertes Software-Angebot. Untersucht wurden aber nicht nur die Unterstützung verschiedener Fachrichtungen, sondern auch, ob unterschiedliche Programme für die Praxistypen Einzel- und Gemeinschaftspraxis sowie die Praxisgemeinschaft angeboten wurden. Um die Abrechnungsfunktionen eines Arztrechners auch für die Kassenabrechnung nutzen zu können, muß das Softwarepaket in den einzelnen KV-Bezirken zugelassen sein.

3.8 Organisation

Arzt und medizinisches Personal haben in den seltensten Fällen praktische EDV-Erfahrung. Der Teil "Organisatorische Maßnahmen" ermöglicht eine Beurteilung des entstehenden Schulungsaufwands, gibt Auskunft über den Schulungsort und ob der Hersteller Organisationsberatung und -unterstützung bei Einführung und späterem Einsatz eines Arztrechners gewährt. Die Einsatzmöglichkeit hängt auch stark von der Hard- und Softwarepflege in dem jeweiligen KV-Bezirk ab.

3.9 Kosten

Einem heiklen Problem geht der Fragenkomplex "Arztrechner-Kosten" nach. Für
den Arzt ist die Preisgestaltung der Hersteller häufig äußerst undurchsichtig, da
viele Systeme komplett (d.h. Hardware und Software) angeboten werden. Außerdem machen viele Hersteller zusätzliche Kosten für Wartung pro Stunde, Beratung pro Mann-Tag, Schulung pro Tag und Programmierung pro Stunde geltend -
Kosten über die sich viele Ärzte beim Kauf nicht klar sind.

4 Ergebnisse

4.1 Allgemeine Bemerkungen zur Auswertung

4.1.1 Datenerfassung und Datenanalyse

Im folgenden wird die Datenerfassung und -analyse kurz besprochen und dabei auf Probleme der Datenqualität, der Validität und der statistischen Analyse eingegangen.

Die Datenerfassung wurde in folgenden Schritten durchgeführt:

1. Für den Fragebogen wurde für das Datenbankverwaltungssystem ADABAS eine Datenbeschreibung erstellt.

2. Mit einem Erfassungsprogramm, das die NATURAL-Map-Utility verwandte, wurden die Daten über Bildschirmmasken erfaßt und gleich bei der Eingabe auf Plausibilität geprüft.

3. Die Daten wurden mit dem Programm MEDUSA, das auf die ADABAS-Datenbeschreibung und auf den Datenbankinhalt zugreift, für die weitere Auswertung mit dem Statistical Analysis System (SAS) umgesetzt.

4. Auswerten der Daten und Ausdruck über das Siemens-Bürosystem 5800 und Plotter

Die folgende Abbildung mag die Vorgehensweise verdeutlichen:

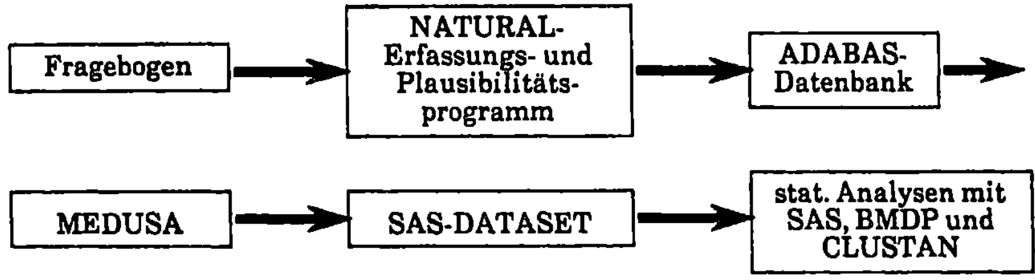

Abb. 7. Datenerfassung bei DOCS

4.2 Auswertungsstrategien

4.2.1 Grundgesamtheit

Die Grundgesamtheit umfaßt alle Arztrechnersysteme, die bis zum Oktober 1984 vom Zentralinstitut der Kassenärztlichen Bundesvereinigung das Prüfzertifikat erhalten hatten. Der Umfang der Grundgesamtheit gestattete eine Totalerhebung. Die Fragebogen wurden an 67 Anbieter verschickt. Auswertbar waren die Angaben zu 47 Systemen. Die Rücklaufquote betrug demgemäß 70 Prozent.

4.2.2. Statistiken

Die Arztrechnerdaten wurden nach verschiedenen Gesichtspunkten ausgewertet. Die ermittelten und im folgenden Kapitel ausführlich besprochenen Häufigkeiten des Auftretens der Merkmalsausprägungen stellen wahre Werte dar, beobachtete Unterschiede sind real vorhanden. Die Notwendigkeit zu Signifikanztests bestand bei der Datenauswertung nicht. Die Merkmale wurden, gegebenenfalls geschichtet nach verschiedenen gruppenbildenden Variablen, wie Prozessortyp oder Preis o.ä., ausgezählt. Es wurden Abhängigkeiten zwischen verschiedenen Merkmalen untersucht, wie z.B. Leistungsumfang vs. Preis. Außerdem wurde versucht, die Systeme mit Clusteranalysen heuristisch zu klassifizieren.

4.2.3 Biasquellen

Im Rahmen dieses Surveys können unter "Bias" alle subjektiven Einstellungen zusammengefaßt werden, die die Objektivität der gegebenen Antwort beeinträchtigen. Dies trifft besonders auf vertriebsorientierte Hersteller zu, die Angaben zu ihren Systemen machen müssen. Es wurde bereits in 1.2.2 auf mögliche Biasquellen hingewiesen. Die Firmenvertreter sind der Versuchung ausgesetzt, ihren Produkten möglichst viele positive Fähigkeiten und Eigenschaften zu attestieren. Außerdem traten bei der Beantwortung einiger Fragen Verständnisschwierigkeiten auf. Bei der Interpretation der empirischen Resultate wird im Einzelnen noch darauf eingegangen werden. Es gelang trotz gewisser, bei Fragebogenerhebungen immer erforderlichen Einschränkungen, nicht zuletzt dank der überwiegend gegebenen Kooperationsbereitschaft der befragten Firmen, aussagefähige Daten über die Realität des Arztrechnermarktes in der Bundesrepublik Deutschland zu erheben und aufzubereiten.

4.3 Der Fragebogen : Einzelergebnisse

Häufig konnte die eigentliche Problematik nur oberflächlich behandelt werden, da sonst der Fragebogen mindestens den 5-10fachen Umfang angenommen hätte. Am Beispiel der Anamnese läßt sich zeigen, wieviele Stufen tiefer man schalten müßte, um das ganze Feld auszuleuchten. Im vorliegenden Fragebogen ist für die Anamnese nur eine ja/nein-Antwort in dem Abschnitt "Medizinische Dokumentation" vorgesehen. Dieser Punkt läßt sich noch weiter aufgliedern, z.B. in Bereiche wie Sozialanamnese und Familienanamnese. Diese wiederum enthalten dann Einzelangaben zu Anzahl der Kinder, Krankheiten in der Familie usw. Der Grund für die teilweise Oberflächlichkeit der Frage liegt eigentlich nur im Aufwand, und zwar auf mehreren Seiten, beim Ausfüllen, Auswerten, aber auch beim Darstellen in gedruckter Form. Eine Ausweitung bedarf einerseits einer anderen Technik, die weniger aufwendig für den Befragten ist, z.B. das Interview. Andererseits ist schon bei diesem Bogen in vielen Fällen von den ausfüllenden Personen überlegt worden, inwieweit Betriebsgeheimnisse tangiert werden. In einem solchen Fall wäre die Antwortquote wesentlich schlechter geworden und eine Übersicht, wie die vorliegende, in Frage gestellt worden. Der im Anhang beigefügte Fragebogen enthält einige von Fragen, die bei der Auswertung nicht berücksichtigt wurden, weil eine Reihe von Antworten nicht interpretierbar waren.

4.3.1 Herstellerbeschreibung

Außer der verwendeten Hard- und Software eines Systems interessierten auch Angaben im weiteren Umfeld. So zum Beispiel auch die Frage danach, wann das System den Prüfstempel des ZI erhalten hat, wie neu also die verwendete Software ist. Die ZI-Prüfung gibt es im übrigen erst seit 1982. Inzwischen ist die Anzahl der Markteinführungen, der neuen Systeme also, konstant. So scheiden soviele Hersteller als auch existierende Systeme aus, wie neue hinzukommen..

Abbildung 8 macht die Aufspaltung der Systemanbieter in die verschiedenen Sparten deutlich.

Abbildung 9 macht deutlich, wie stark die Zahl der Zulassungen und Markteinführungen am Anfang gestiegen ist, und wie schnell sie sich auf einen Wert eingependelt hat. Die stagnierende Zahl der verkauften Systeme läßt darauf schließen, daß eine Marktsättigung an unterschiedlichen Systemen vorliegt.

Interessant ist in diesem Zusammenhang auch der Entwicklungsaufwand für ein System. Abbildung 10 zeigt, daß auf diese Frage nur 39 Hersteller, d.e. 83 Prozent eine Antwort geben wollten oder konnten. Wenn man von der realistischen Annahme ausgeht, daß ein Mann-Jahr etwa 120.000 DM kostet, der Mittelwert an Entwicklungsaufwand aber bei vier Jahren liegt, dann entspräche dies einem finanziellen Aufwand von etwa 500.000 DM, der pro System im Mittel aufgewendet werden muß.

Nehmen wir einmal an, der Nettoüberschuß (Deckungsbeitrag) pro verkauftem System läge (was er zur Zeit nicht tut) bei 10.000 DM, dann müßten mindestens 50 Systeme verkauft werden, um nur den Entwicklungsaufwand zu decken. Da nun bei den derzeit zu erzielenden Marktpreisen nicht mehr als 5.000 DM Nettoüberschuß zu erzielen sind, und, wie die Abbildung 11 belegt, wenige Hersteller (relativ) viel und viele Hersteller wenig (oder nur ein) System(e) verkaufen, kann man sich leicht ausrechnen, wie lange diese Hersteller am Markt überleben können (der Median liegt bei 12, d.h., 50 Prozent der Hersteller haben weniger als 12 Systeme verkauft, der Mittelwert bei 21 verkauften Systemen). Wirkliche Chancen

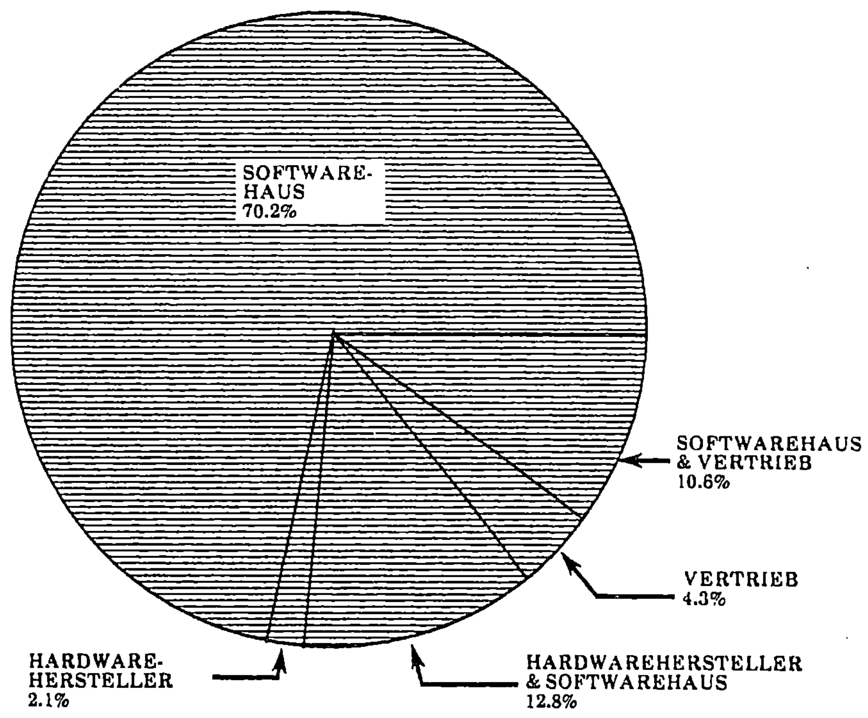

Abb. 8. Firmentypen der Arztrechner-Anbieter

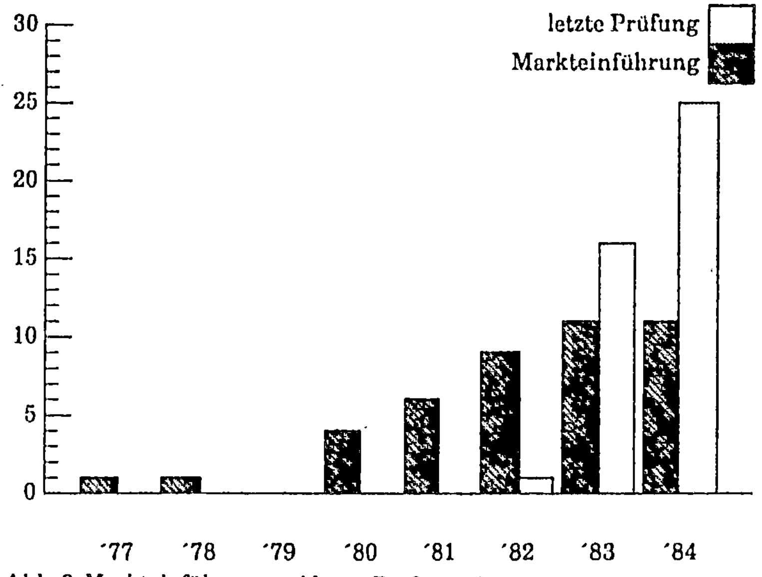

Abb. 9. Markteinführung und letzte Prüfung (absolut)

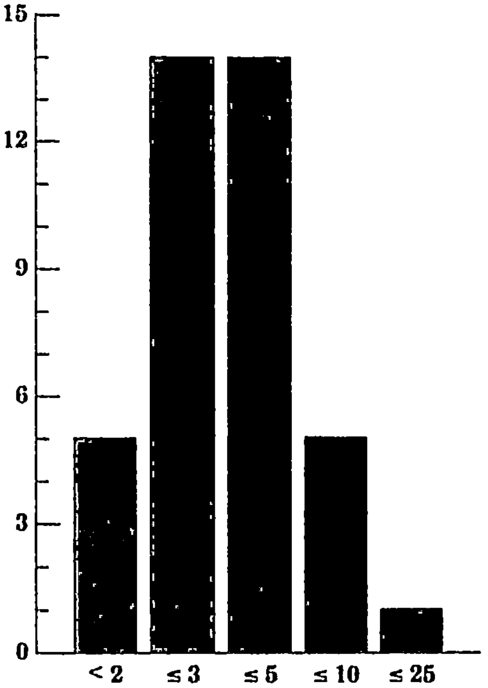

Abb. 10. Entwicklungsaufwand in Mann-Jahren (absolut)

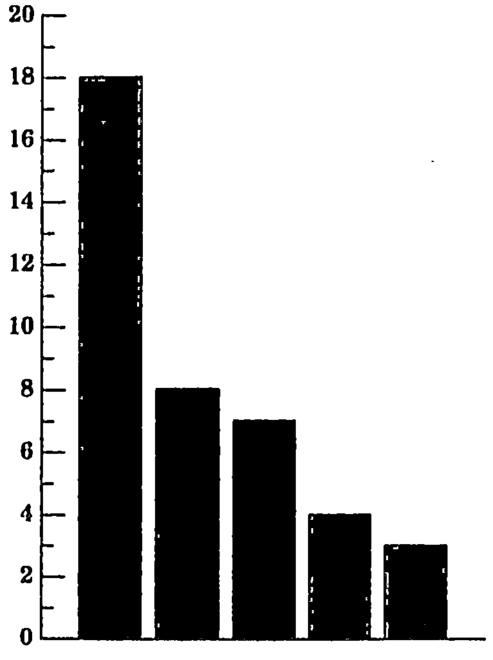

Abb. 11. Anzahl installierter Systeme (absolut)

Anzahl Systeme	Anzahl	
	abs.	%
≤ 10	18	45,0
≤ 20	8	20,0
≤ 30	7	17,5
≤ 50	4	10,0
> 50	3	7,5

haben deshalb auf Dauer nur Hersteller, die große Stückzahlen verkaufen können, oder aber solche, die Speziallösungen, zu denen die wenigsten großen Hersteller fähig sind, anbieten können.

4. 3. 2 Ausstattung

Patientendaten, die erhoben werden, müssen logischerweise auch in irgendeiner Form gespeichert und wieder zugänglich gemacht werden können. Dabei stellt sich auch die Frage nach Speicherplatz, -kapazität und -medium. Für den Arzt ist allerdings in erster Linie wichtig, wieviele Patientendaten er im Praxisrechner halten kann. Abbildung 12 gibt die Anzahl Scheine (= Fälle pro Quartal) wieder, die in der Grundausstattung der Systeme gespeichert werden können.

Normalerweise kann davon ausgegangen werden, daß pro Patient (nicht pro Fall) etwa drei dicht beschriebene DIN-A-4 Seiten an Daten anfallen. Diese Menge entspricht etwa 6000 Zeichen, oder, um im EDV-Chinesisch zu bleiben 6 KB (Kilobyte). Eine normale Diskette von einem Personal Computer faßt 360 KB das sind die Daten von 60 Patienten.

Ausgehend von einer durchschnittlichen Praxis mit 1.000 bis 1.200 Patienten die abzurechnen sind und einer etwa Doppelt bis dreimal so großen Menge an ruhenden Patienten müßten mindestens 40 (!!!) Disketten mit Patientendaten angelegt werden. Daraus wird klar, daß die Diskette für die laufende Patientenverwaltung kein geeignetes Speichermedium ist und daß ein professionelles System ohne Mag-

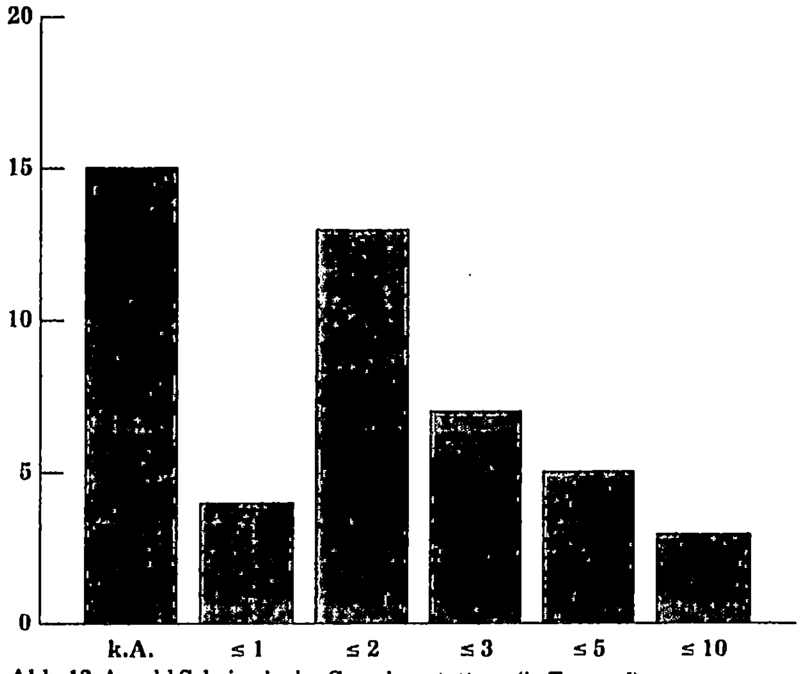

Abb. 12. Anzahl Scheine in der Grundausstattung (in Tausend)

netplatte nicht möglich ist. In fast 90 Prozent der angebotenen Systeme (Abb. 13)
ist eine solche Platte auch enthalten.

Wenn man dann noch daran denkt, etwa aufbereitete Tabellen, z.B. für die Ver-
laufskontrolle bei Laborwerten abzuspeichern, kommt man ohne Magnetplatte
nicht mehr aus. Dann sollte man sich aber auch gleich den nötigen Plattenplatz,
auf gar keinen Fall unter 20 Megabyte (das sind 20 Millionen Zeichen), beschaffen.

Disketten sollten lediglich als Medium der Datensicherung oder der Datenübertragung mit der KV genutzt werden. Die Möglichkeit dies mit einem Magnetband
zu tun, wird zwar von vier Systemen angeboten, jedoch ist dies für kleine Systeme

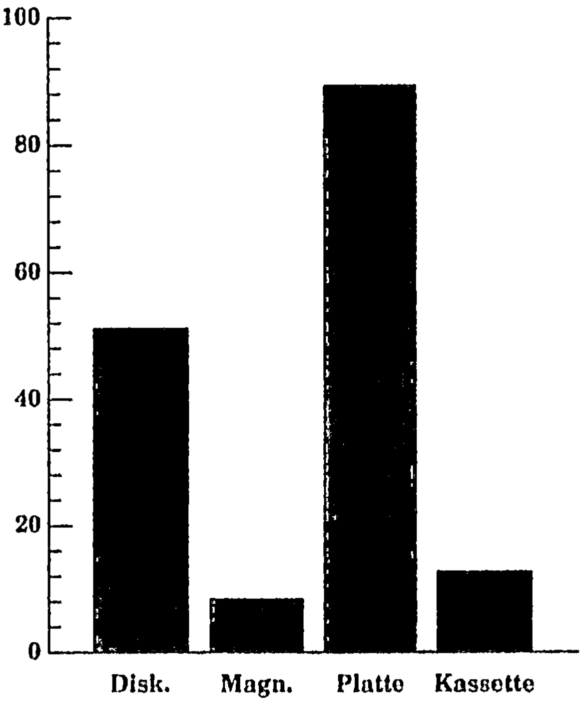

Daten- träger	eingesetzt	
	abs.	%
Diskette	24	51,1
Magnetband	4	8,5
Platte	42	89,4
Kassette	6	12,8

Abb. 13. Eingesetzte Datenträger (%)

zur Zeit meist zu teuer. Zwischen den weiteren Medien Kasette und Tape-Streamer bestand in der Fragestellung kein Unterschied.

Zukünftig wird die Diskette wohl das Medium sein, auf dem Daten relativ problemlos ausgetauscht werden können, weil sie unter anderem in einen Briefumschlag paßt, während für die Datensicherung ein Tape-Streamer, also ein Magnetband und eine Kasette in einem, benutzt werden wird.

Wie bereits oben erwähnt, führte die im Fragebogen verwendete Technik des Ankreuzens und der Möglichkeit Freitext eingeben zu können, zu einigen Mißverständnissen. Eins der typischen Beispiele für mißverständliche Fragen war die nach den Helligkeitsstufen bei der Bildschirmdarstellung. Gemeint waren hier solche, die vom Programm her ansteuerbar sind. Neben dem dunklen Bildschirm werden normalerweise noch zwei Helligkeitsstufen angeboten. Will man mit Graphik arbeiten sind u.U. mehr notwendig, z.B. 16 verschiedene Helligkeiten oder "Graustufen", manche Bildschirme stellen auch Farben als "Graustufen" dar.

Die Antwort "variabel" auf diese Frage zeigt deutlich, daß die Frage nach der Helligkeitseinstellung durch den Benutzer von mehr als einem Drittel der Hersteller nicht verstanden wurde (Tab. 9),weil hiermit lediglich die Verstellung der Lichtintensität per Drehknopf gemeint worden ist.

Auf das Eingabemedium Bildschirm bezogen sich auch eine Reihe von anzukreuzenden Merkmalen. Die Tabelle 10 zeigt, welche Darstellungsmöglichkeiten die

Tabelle 9. Anzahl der Helligkeitsstufen des Bildschirms

Helligkeits-stufen	Anzahl	
	abs.	%
1	2	4,3
2	16	34,0
3	4	8,5
16	1	2,1
20	1	2,1
variabel	17	36,2
k. Angabe	6	12,8

Tabelle 10. Bildschirmmerkmale

Bildschirm-merkmale	möglich	
	abs.	%
Blinken	45	95,7
Invertieren	46	97,9
Unterstreichen	38	80,9
Schreibschutz	34	72,3
Blockmode	23	48,9
Groß- und Kleinschreibung	46	97,9
Getrennte Tastatur und Bildschirm	44	93,6
DIN-Tastatur	47	100
Farbig	10	21,3

einzelnen Hersteller auf ihren Schirmen anzubieten haben. Insgesamt sind die Möglichkeiten der Bildschirmgestaltung recht gut. Fast alle angebotenen Modelle können alle Standardmöglichkeiten benutzen. Die Zukunft in diesem Bereich wird einer schwarz-weiß-Darstellung mit höherer Auflösung gehören. Damit ist die Darstellungsform gemeint, wie sie im normalen, tagtäglichen Schriftverkehr vorkommt. Für die Dauerarbeit am Bildschirm ist dies von enormer ergonomischer Bedeutung, da sich, z.B. bei der heute üblichen Form von grüner Schrift auf schwarzem Grund das Auge beim wechselweisen Lesen von Dokument und Bildschirm dauernd umstellen muß.

Wie die Tabelle 11 verdeutlicht sind etwa ein Drittel der Systeme bereits graphikfähig, d.h. auch für andere als nur für Textdarstellungen geeignet.

Auf irgendeine Weise sollen die über den Bildschirm und Tastatur erfaßten und auf einer Platte gespeicherten Daten auch aufbereitet werden können:

- auf dem Bildschirm als Text oder Graphik oder
- auf einem Drucker.

Ausstattung: Drucker

Druckerfabrikate und Typen gibt es viele, vom Matrix- bis zum Laserdrucker. Die gängigsten in der Arztpraxis sind jedoch Matrix- und Typenraddrucker. Die Unterschiede zwischen beiden sind schnell erläutert:

Beim Typenraddrucker, der teilweise auch als Schreibmaschine zu haben ist, und so vielseitig verwendet werden kann, sind die Buchstaben (= Typen) an einem Rad kranzförmig befestigt. Das Typenrad ist zwar relativ leicht austauschbar und ermöglich so verschiedene Schrifttypen, ist aber mit 50 bis 100 DM Anschaffungskosten noch relativ teuer. Die Qualität des Drucks ist hoch und entspricht dem der Schreibmaschine. Dagegen ist allerdings die Geschwindigkeit relativ gering.

Beim Matrixdrucker hingegen gibt es keine festinstallierten Drucktypen. Die Menge aller Zeichen wird dort Matrix-förmig aus Punkten zusammengesetzt. Über 50% der Systeme setzen wegen der höheren Schriftqualität Typenraddrucker ein (Abb. 14). Überraschend und bemerkenswert, war, daß ca. 85% der Matrixdrucker Einzelblatteinzug haben, es aber andererseits immer noch 2 Drucker gibt,

Tabelle 11. Grafikfähigkeit

Grafik	Anzahl	
	abs.	%
ja	14	29,8
nein	33	70,2

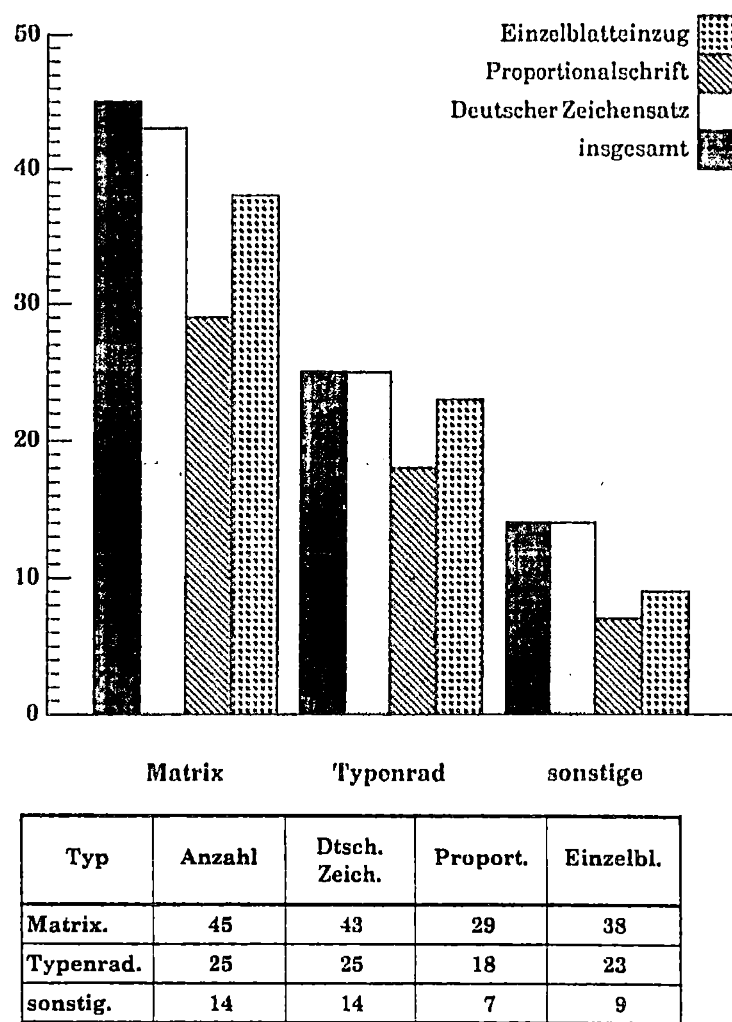

Typ	Anzahl	Dtsch. Zeich.	Proport.	Einzelbl.
Matrix.	45	43	29	38
Typenrad.	25	25	18	23
sonstig.	14	14	7	9

Abb. 14. Druckervergleich: Eigenschaften (absolut)

die keinen deutschen Zeichensatz (das bedeutet z.B. weder Umlaute noch "ß") beherrschen.

Dagegen besaßen fast alle Typenraddrucker Einzelblatteinzug, und damit auch gute Möglichkeiten, Texte auf Originalpapier, z.B. mit Briefkopf, auszudrucken. Überraschend war auch die Anzahl der Drucker, die Proportionalschrift schreiben können. Proportionalschrift bedeutet, daß jedes Zeichen, wie im Buchdruck, eine spezifische Breite hat, das "m" also breiter gedruckt wird wie das "n"; dadurch läßt sich diese Schrift wesentlich besser lesen. Es bleibt dabei nur die Frage offen, ob und in welchem Umfang diese Möglichkeiten überhaupt genutzt werden können. Von uns nicht geklärt wurde die Frage, ob die einzelnen Drucker nur mit Endlos-

Formularen arbeiten können, oder auch in der Lage sind, die gängigen verschiedenen Formate (Rezepte, AU-Bescheinigungen, etc.) auszudrucken.

Die Abbildungen 15 und 16 machen auch die unterschiedlichen Qualitäten der verwendeten Drucker deutlich: Matrixdrucker werden, wegen der hohen Geschwindigkeit, vorwiegend zum Drucken von Listen u.ä. benutzt.

Auffallend und typisch für Matrixdrucker - daher auch die Fragen - sind die Möglichkeiten durch Befehle vom Programm aus, die Schrifthöhe oder die Schriftbreite - also die Schriftgröße - zu verändern . Ebenso einfach ist es, auf diese Art und Weise unterschiedliche Schrifttypen zu verwenden, z.B. Normal-, Kursiv- oder Fett-

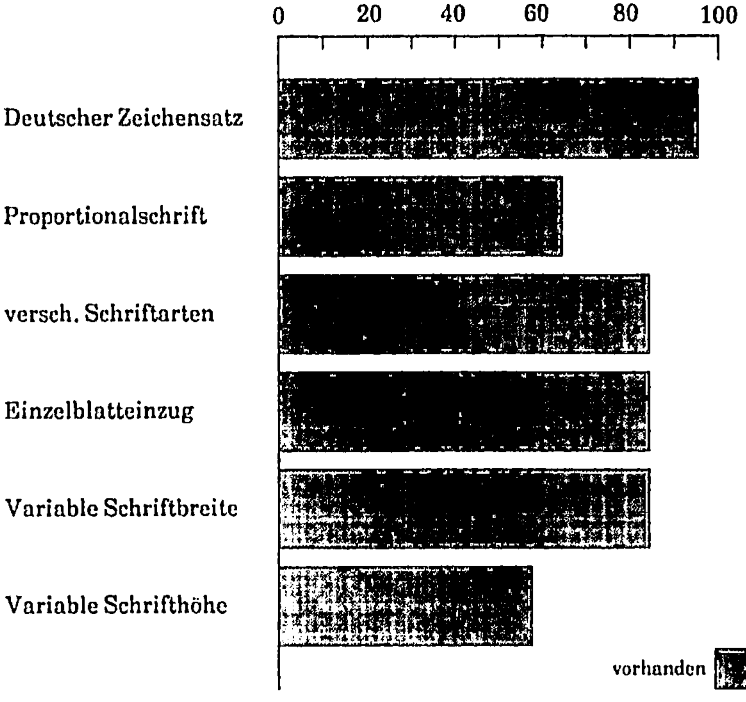

Eigenschaft	vorhanden	
	(abs.)	(%)
Deutscher Zeichensatz	43	95,6
Proportionalschrift	29	64,4
verschiedene Schriftarten	38	84,4
Einzelblatteinzug	38	84,4
Variable Schriftbreite	38	84,4
Variable Schrifthöhe	26	57,8

Abb. 15. Matrixdruckereigenschaften (%)

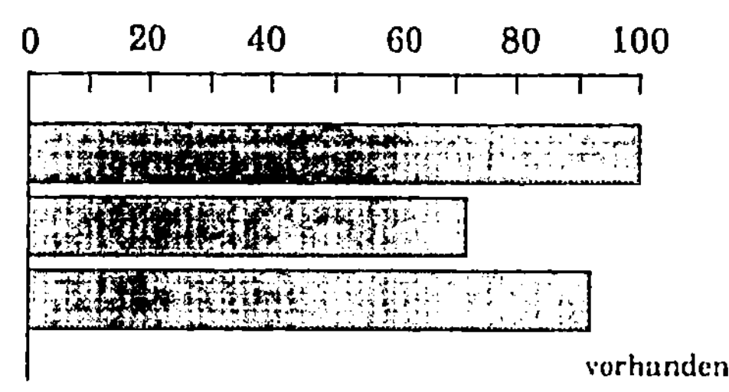

Eigenschaft	vorhanden	
	(abs.)	(%)
Deutscher Zeichensatz	25	100
Proportionalschrift	18	72
Einzelblatteinzug	23	92

Abb. 16. Typenraddruckereigenschaften (%)

Tabelle 12. Schnittstellen

Schnittstelle	vorhanden	
	(abs.)	(%)
Btx	15	31,9
Datex-P-Anschluß	14	29,8
über Wählleitung	13	27,7
327X-Steuereinheit	10	21,3

schrift, um Textstellen hervorzuheben. Dies ist im Rahmen einer schriftlichen Dokumentation durchaus sinnvoll und wünschenswert. Die Tendenz geht dahin, auch mit Matrixdruckern (durch Verwendung von bis zu 24 Nadeln) hohe Druckqualität zu erreichen, die sogenannte "Near-letter-quality".

Die Ergebnisse, die Tabelle 12 veranschaulicht, waren so nicht erwartet worden. Etwa 1/3 der Systeme ist darauf eingerichtet, an das Bildschirmtext-System (BTX) angeschlossen zu werden. Die Anschlußmöglichkeiten über andere Postdienste bewegen sich etwa in der gleichen Höhe. Auch die Anschlußmöglichkeiten als Terminal via BTX an einen Großrechner mit IBM- Betriebssystem sprechen dafür, daß im Rahmen eines Kommunikationskonzepts Großrechner für den Zugriff auf Faktenbanken, z.B. Literatur und Medikamente, vorgesehen sind.

Die Eingabemöglichkeiten neben der normalen Eingabe über Tastatur und Bildschirm (Tab. 13) bestimmen den Betriebsablauf ganz wesentlich. Die Eingabemöglichkeit über Markierungsbogen ermöglicht die Benutzung des Systems auch bei Visiten. Der Strichcode (Barcode) wird heute überwiegend in der Wirtschaft, z.B.

Tabelle 13. Softwaremäßig unterstützte Eingabe-
Möglichkeiten

Eingabe-Möglichkeit	vorhanden	
	(abs.)	(%)
Markierungsbelege	11	23,4
Barcode	6	12,8
OCR/Klarschriftbelege	6	12,8
Graph. Tablett/Digitizer	9	19,1
Lichtgriffel	5	10,6
Mouse	2	4,3
Sprache	1	2,1

bei Kassenterminals in Supermärkten, eingesetzt. Der Vorteil: schnelle und feh-
lerfreie Eingabe von Schlüsselziffern, z.B. Leistungsziffern. Allerdings hat ein
Feldversuch im Klinischen Bereich der Medizinischen Hochschule Hannover
(MHH) schon vor über 10 Jahren ergeben, daß bis zu 7stellige Ziffern genauso
schnell mit der Hand eingegeben werden.

Das graphische Tablett kann in zweierlei Art und Weise eingesetzt werden: Einmal die fragebogenähnliche Erfassung, d.h. der einem Markierungsbogen ähnliche
Frage/Antwortbogen wird auf das graphische Tablett gelegt und mit dem Stift oder
einem anderen Zeigeinstrument des Tabletts ausgefüllt. Die Antworten werden
automatisch an den Rechner übertragen. Gleichzeitig stellt der Fragebogen eine
Hardcopy dar, wenn der Stift eine Kugelschreibermine enthällt.

Im medizinischen Bereich ist aber die zweite Einsatzmöglichkeit als graphische
Eingabe wesentlich interessanter, z.B. bei der Eingabe von Umrissen bei Tumo-
ren, Entzündungen, Brüchen usw. Der Lichtgriffel kann im Rahmen der graphi-
schen DV am Bildschirm eine ähnliche Funktion übernehmen. Als Instrument zur
Selektion (z.B. im Menü) ist er nur dann zu akzeptieren, wenn damit der komplette
Dialog geführt werden kann.

Bei der Mouse ist ähnliches zu fordern, obwohl die Situation etwas anders ist durch
die Auflagefläche Schreibtisch. Eine zukunftsträchtige, aber noch in den Anfän-
gen steckende Verarbeitungsmöglichkeit stellt die Spracheingabe dar. Sie könnte
im medizinischen Bereich vor allem bei der Befundung stärker eingesetzt werden.

Sytem-Software

Das Betriebssystem (Abb. 17) ist eigentlich für den normalen Benutzer nicht so
wichtig, da er es meistens nicht wahrnimmt, obwohl es zum Programmablauf unbedingt notwendig ist. Interessant wird es erst dann, wenn zusätzliche Funktionen

74

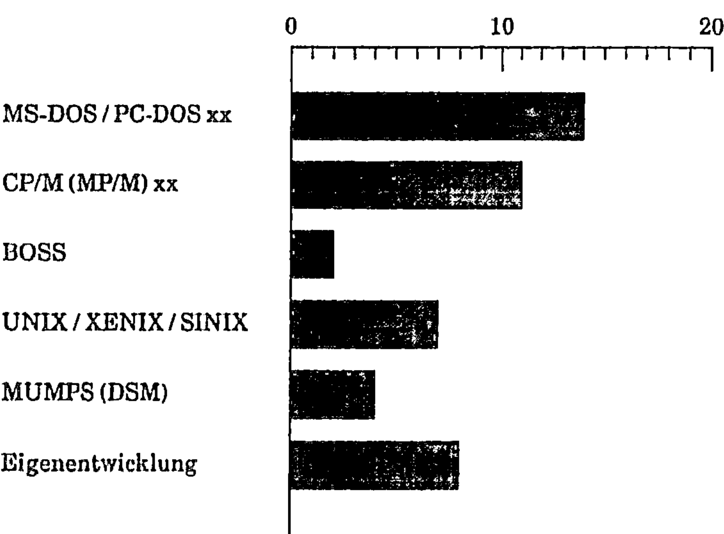

Betriebssystem	Anzahl	
	(abs.)	(%)
MS-DOS / PC-DOS xx	14	30,5
CP/M (MP/M) xx	11	23,9
BOSS	2	4,3
UNIX / XENIX / SINIX	7	15,2
MUMPS (DSM)	4	8,7
Eigenentwicklung	8	17,4

Abb. 17. Betriebssysteme (absolut)

oder Programme im Rahmen des Arztrechners benötigt werden, die nicht im Lieferumfang des Herstellers liegen, oder wenn Standardprogramme auf dem breiten Angebot der Arbeitspatz-Computer eingeführt werden sollen., wie z.B. MULTIPLAN oder Textverarbeitung.

Die Frage nach den Programmiersprachen (Tab. 14) ist eng mit der Frage nach dem Betriebssystem verknüpft. Die Verwendung bestimmter Programmiersprachen zeigt Entwicklungs- und Erweiterungsmöglichkeiten auf. Überraschend ist der hohe Anteil an BASIC. Diese Sprache ist im professionellen Bereich verpönt, obwohl eine sehr erfolgreiche Firma im Bereich der mittleren Datentechnik ihre Programme fast ausschließlich in BASIC entwickelt. Die Verwendung einer bestimmten Programmiersprache sagt also nicht unbedingt etwas über die Qualität des Produktes aus. Die klassische Sprache für die kommerzielle Anwendung ist COBOL. Der Fortbestand dieser Sprache ist über die nächsten Jahre gesichert.

Es ist davon auszugegehen, daß die Arztrechnersysteme auch dem Trend der Groß-

Tabelle 14. Programmiersprachen

Sprache	verwendet	
	(abs.)	(%)
Assembler	11	23,4
Basic	25	53,2
Cobol	7	14,9
keine Angabe	4	8,5

rechnersysteme folgen und zu Sprachen der 4. Generation übergehen werden. Dies sind Sprachen, in die alle Operationen zur Manipulation der Datenbank und des Bildschirms voll integriert sind. Die Verwendung der Assembler-Sprache, einem maschinennahen Code, garantiert zwar eine schnelle Verarbeitung, die allerdings durch erhöhten Aufwand bei Änderungen erkauft wird.

Administrative Funktionen

Grundfunktionen aller Systeme, sind solche, die unbedingt notwendig sind. Bei der Auswahl der dargestellten Systeme ist es kein Wunder, daß alle Kassenpatienten abrechnen können. Die Abrechnung von Privatpatienten und die Erinnerung/Mahnung sind eigentlich von allen Systemen zu fordern.

Bei den administrativen Funktionen im Bereich Patientenverwaltung haben sich gewisse Service-Funktionen noch nicht durchgesetzt:

so bieten nur 48,9 Prozent oder 23 der befragten Hersteller rechnergestütze Terminplanung an, zwei Drittel, oder 31 der Hersteller unterstützen die Funktion "Einbestellung".

Die Unterstützung bei Verwaltungsabläufen ist im Bereich der Formularerstellung bzw. dem Ausfüllen der Formularvordrucke selbstverständlich. Die Umfrage bestätigt dies. So können fast alle Systeme (89.4%) Rezepte ausfüllen (Tabelle 15).

Medizinische Funktionen

Die Abb. 18 zeigt deutlich, daß 2/3 der Systeme über Basisfunktionen bei der Medizinischen Dokumentation verfügen. Inwieweit diese allerdings einsetzbar sind, kann hier nicht untersucht werden. Deutlich wird aber, daß Funktionen vorhanden sind, die dem Arzt helfen. Eine direkte Unterstützung der Ärzte in Diagnostik und Therapie wird allerdings nur in weniger als 1/3 angegeben. Es ist anzunehmen, daß in der Zukunft gerade hier Änderungen erfolgen werden.

Tabelle 15. Administrative Funktionen: Formularerstellung

Formular	Anzahl	
	(abs.)	(%)
Patientenkarte	39	83,0
Rezept	43	91,5
AU-Bescheinigung	40	85,1
Überweisung	42	89,4
Einweisung in Krankenhaus	36	76,6
Krankentransportschein	27	57,4

Zusatzfunktionen, durch die der Nutzen beim Einsatz eines Arztrechners gesteigert werden kann, zeigt die Abbildung 19

Der hohe Anteil bei wissenschaftlichen Auswertungen überrascht nicht und deckt sich ziemlich exakt mit den Angaben zur Dokumentation.
15 Systeme haben neben der Patientenplanung auch die Möglichkeit, eine zeitliche Zuordnung zu Diagnostik- und Therapiegeräten (z.B. Labor, EKG) zu machen. Den direkten Anschluß solcher Geräte sehen immerhin noch 17 Systeme vor.

Funktionen: Archivierung und Textverarbeitung

Überraschend ist, daß 10 Systeme, also etwa jedes fünfte, keine Möglichkeit der Archivierung, d.h. der Langzeitspeicherung von Patienteninformation, vorsehen. Solche Systeme sind dann auf gar keinen Fall in der Lage, die Karteikarte zu ersetzen (Abb. 20). Um mißverständlichen Deutungen des Begriffs "Archivierung" vorzugreifen: gemeint ist hier, daß alle Informationen zu einem Fall aus vorangegangenen Quartalen innerhalb einer angemessenen Zeit wieder zur Verfügung gestellt werden, wenn der Patient längere Zeit nicht in der Sprechstunde war und deshalb seine Daten vom teuren Speichermedium Magnetplatte auf das billigere Magnetband ausgelagert (= archiviert) werden.

Nur wenige Systeme bieten gar keine Möglichkeiten, den Rechner auch als Textautomaten zu benutzen. Allerdings ist auch dies ein Bereich, der einer genaueren Analyse bedarf, da die Unterschiede in der Auffassung über das, was Textverarbeitung ist, gewaltig sind. Dies machte zumindest die von den Herstellern beigelegte Dokumentation deutlich.

Patientenberatung und sonstige Funktionen

Die Frage nach der Beratungsmöglichkeit des Systems für Patienten war gestellt worden, ohne konkrete Anwendungen zu kennen. Gedacht war an die Möglichkeit,

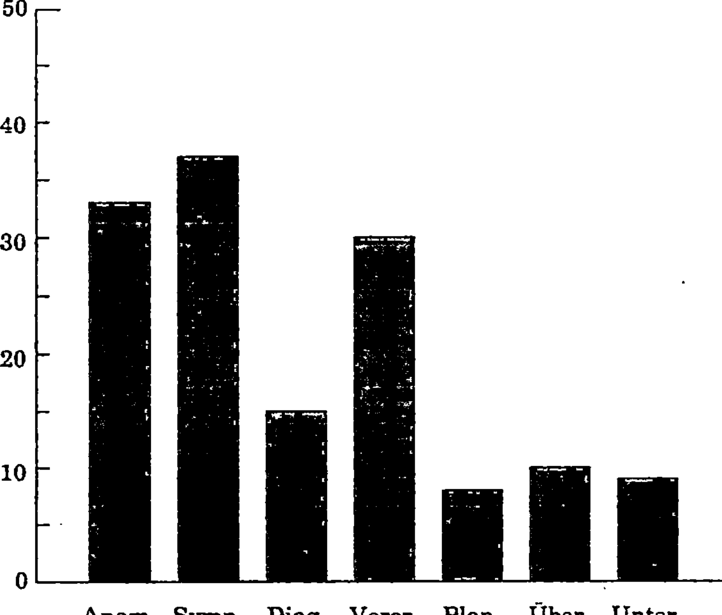

Dokumentation	Anzahl	
	(abs.)	(%)
Anamnese	33	70,2
Symptomatik, Befund	37	78,7
Diagnose-Unterstützung	15	31,9
Verordnungen	30	63,8
Therapie-Planung	8	17,0
Therapie-Überwachung	10	21,3
Therapie-Unterstützung	9	19,1

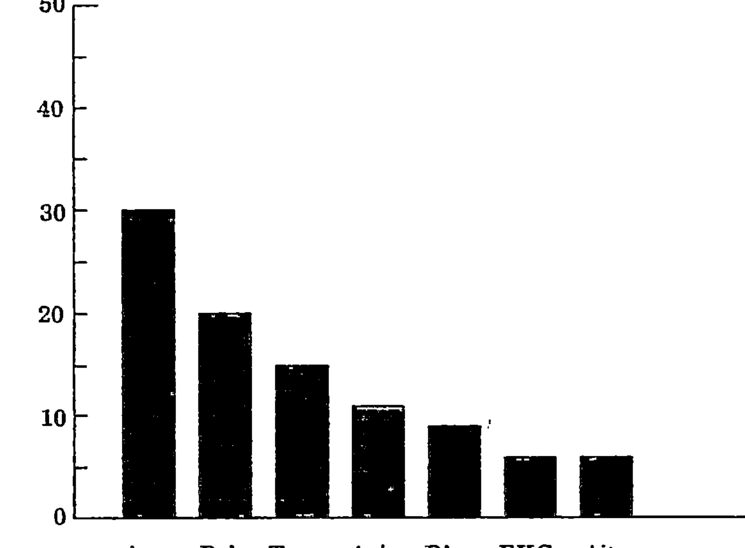

Abb. 19. Sonstige Medizinische Funktionen (absolut)

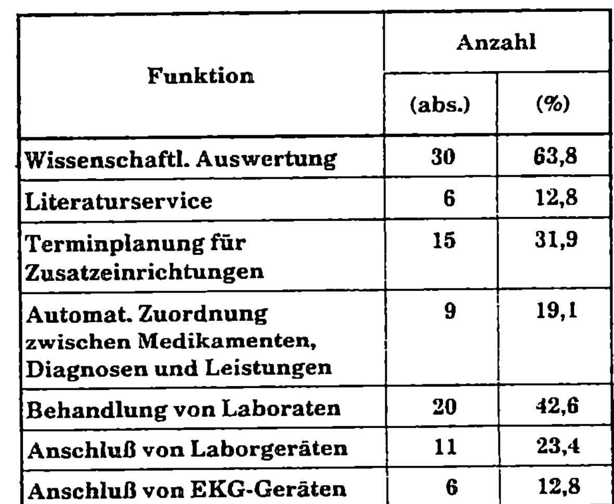

Funktion	Anzahl	
	(abs.)	(%)
Wissenschaftl. Auswertung	30	63,8
Literaturservice	6	12,8
Terminplanung für Zusatzeinrichtungen	15	31,9
Automat. Zuordnung zwischen Medikamenten, Diagnosen und Leistungen	9	19,1
Behandlung von Laboraten	20	42,6
Anschluß von Laborgeräten	11	23,4
Anschluß von EKG-Geräten	6	12,8

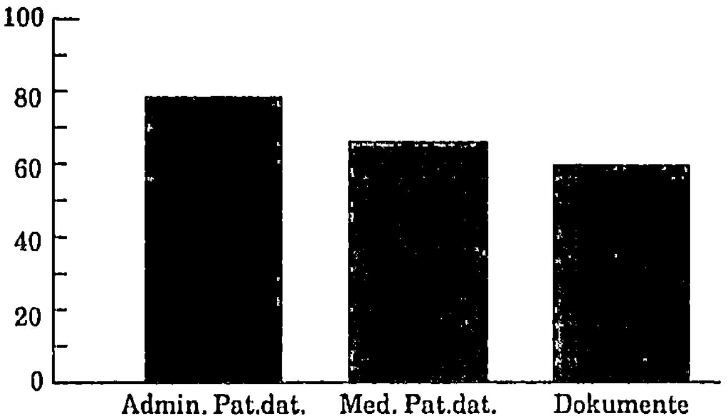

Abb. 20. Archivierung (%)

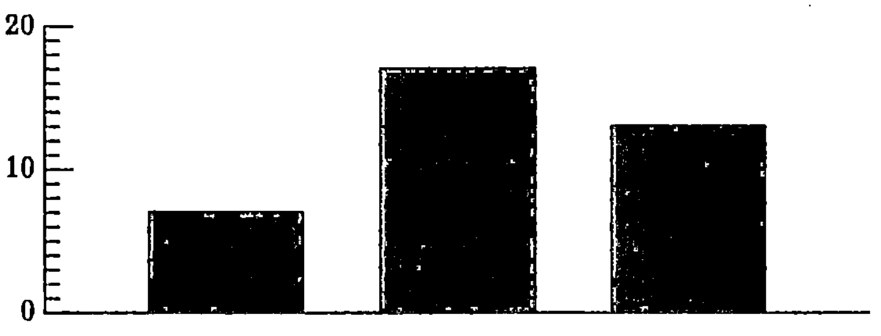

Patientenberatung bei	Anzahl	
	(abs.)	(%)
Diätplanung	7	14,9
Medikation	17	36,2
Therapie	13	27,7

Abb. 21. Patientenberatung (absolut)

daß der Patient sich direkt an ein Terminal des Systems setzt oder daß für ihn beispielsweise Medikationshinweise ausgedruckt werden. Die Antworten zeigen ein Bild, das besser aussieht als erwartet (Abb. 21): viele Systeme haben mindestens eine Komponente zur Patientenberatung.

Ein weiterer Fragekomplex beschäftigte sich mit zusätzlichen Funktionen des Praxissystems, die es nützlicher und damit rentabler machen. Ausnahmen zu dieser Fragestellung bilden lediglich die Punkte Datenschutz und Datensicherung. Hierbei geht es weniger um die von der Datenschutz-Gesetzgebung vorgegebenen Richtlinien als vielmehr um Schutz vor unerlaubter Veränderung oder beabsichtigter und unbeabsichtigter Zerstörung. Ein Wiederherstellen der Daten kann oft teuer, wenn nicht gar ganz unmöglich sein. Die Bedeutung dieser Frage findet in den 83% Ja-Antworten ihren Niederschlag (Abb. 22). Der Anschluß an Datenbanken und Großrechner bietet zusätzliche Beratungs- und Verarbeitungsmöglichkeiten.

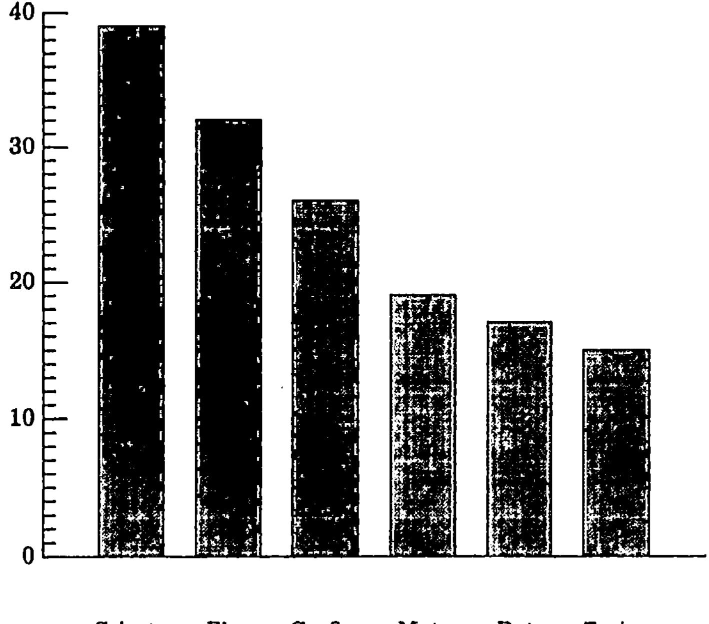

40
30
20
10
0
Schutz
Fin.
Großr.
Mat.
Dat.
Train.

Stammdateien und Schlüsselsysteme

Stammdateien bilden die Basis einer jeden Datenverarbeitung, ob sie nun tatsäch-
lich als eigene Dateien vorhanden sind - wie in den meisten Datenverwaltungssy-
stemen - oder als logische Dateien in komfortablen Datenbanksystemen.

Die Speicherung in Dateien bildet die Möglichkeit der fast unbegrenzten Anzahl,
der einfachen verschlüsselten Abspeicherung, z.B. der Leistungen in der Dokumentation, und der gleichzeitigen Abspeicherung von zusätzlichen Informationen,
z.B. zur späteren wissenschaftlichen Auswertung. Die Fragen sollen Aufschluß
über den Grad der Spezialisierung der einzelnen Praxissysteme geben. Als selbst-

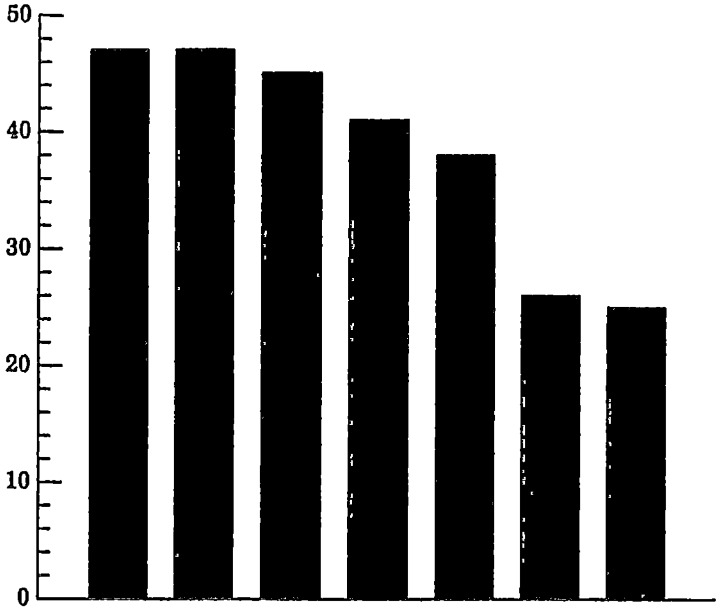

Dateien	Anzahl	
	(abs.)	(%)
Administrative Patientendaten	47	100,0
Leistungsziffern	47	100,0
Diagnosen	45	95.7
Medizinische Patientendaten	41	87,2
Medikamente	38	80,9
Therapien	26	55,3
Medikamenten-Gruppen	25	53,2

Abb. 23. Stammdateien (absolut)

verständlich war vorausgesetzt worden, daß alle Systeme Verwaltungsdaten speichern können und zum Zweck der Abrechnung die Leistungsziffern beinhalten.

Die Diagnosen werden sowohl für die Abrechnung als auch für wissenschaftliche Auswertungen benötigt. Deshalb haben fast alle Systeme (95.7%) eine Diagnose-Stammdatei (Abb. 23). Auch Medikamente sind in vier von fünf Systemen enthalten und erlauben u.a. die Rezeptschreibung.

Die sog. Hilfsdateien (Tab. 16) dienen der Vereinfachung der Organisation. Die kurze Eingabe AOKM liefert z.B. die komplette und richtige Anschrift der AOK München. Die medizinische Fachdisziplin einschließlich der Adresse der Kollegen kann man sowohl für Überweisung als auch für Schriftverkehr verwenden.

Schlüssel oder Codes dienen der verkürzten Abspeicherung in der Dokumentation und zur leichteren statistischen Auswertung. Bekannte Beispiele sind der "International Classification of Diseases (ICD)" und der Klinische Diagnosen-Schlüssel (KDS), die durch ihre hierarchische Strukturierung bei der wissenschaftlichen Statistik durch Zusammenfassen neue Informationen gewinnen lassen. Die Abbildung 24 zeigt, daß zwar viele Hersteller irgendwelche Schlüsselsysteme anbieten, die Antworten des DOCS-Surveys machten aber andererseits deutlich, daß nur etwa die Hälfte aller Hersteller sie auch pflegt. Die andere Hälfte geht offensichtlich davon aus, daß der Benutzer Arzt dies selbst durchführen kann. Hier liegt noch ein sinnvolles Betätigungsfeld einer zentralen Einrichtung, z.B. der Kassenärztlichen Vereinigungen oder der Bundesvereinigung. Damit wäre es auch möglich, eine einheitliche Dokumentation durchzuführen, die für Ausbildungs- und Vertretungszwecke benutzt werden kann.

Kriterien für Software-Design

Bei der Dialogführung zwischen Arzt und Computer können Mängel im Design dazu führen, daß die Rechnerbenutzung vom Arzt als unzumutbar während der Sprechstunde angesehen wird. Um in diesem wichtigen und sensiblen Bereich des Designs des Praxiscomputers genügend Information zur Entscheidungsunterstützung zu geben, wurde diesen Fragen im vorliegenden Bogen ein breiter Raum eingeräumt. Der Abschnitt trägt die Überschrift "Kriterien für das Software Design". Allerdings können gerade in diesem Bereich keine Patentrezepte gegeben

Tabelle 16. Hilfsdateien

Dateien	Anzahl	
	(abs.)	(%)
Krankenkassen	45	95,7
Adressen	43	91,5
Medizinische Fachdisziplin	22	46,8

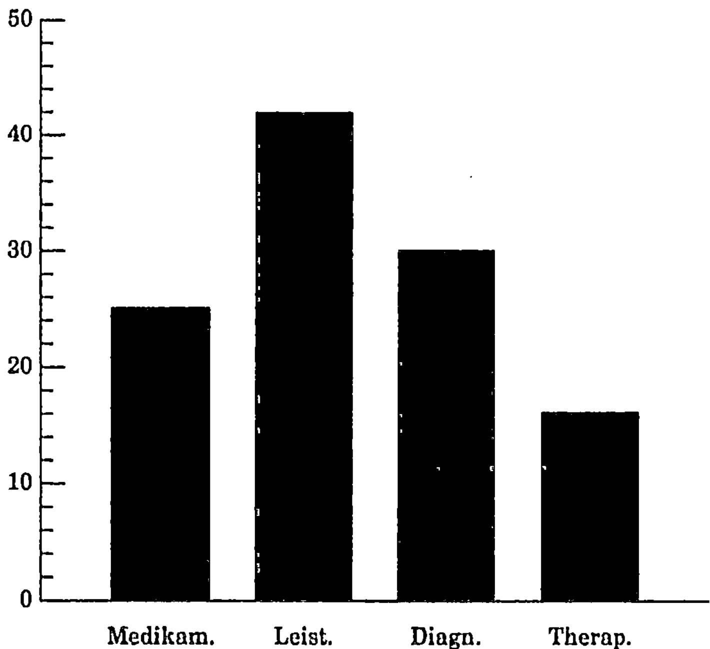

Systeme	Anzahl	
	(abs.)	(%)
Medikamente	25	53,2
Leistungsziffern	42	89,4
Diagnosen	30	63,8
Therapien	16	34,0

Abb. 24. Schlüsselsysteme (absolut)

werden. Vielmehr soll nur versucht werden, die Vielzahl der Möglichkeiten und - schlaglichtartig - Vor- und Nachteile bzw. Überlegungen aufzuzeigen.

Ist ein Bildschirm aufgebaut wie ein Formular, spricht man von einem masken-orientierten Aufbau. Der Vorteil liegt darin, daß der Benutzer die gleiche Informa-tion, wie z.B. die Risikofaktoren, immer an der gleichen Stelle findet. Er muß also nicht suchen, wie dies beim zeilenorientierten Dialog oft ist, weil die einzelnen Zei-len von unten nach oben über den Bildschirm laufen. Das letztere Verfahren wird häufig bei der Bedienung von DV-Anlagen benutzt, um die letzten Eingabekom-mandos immer noch zu sehen.

Bei der Systementwicklung für den Anwender hat sich auch im Bereich der Arzt-rechner die Maske durchgesetzt. Allerdings läßt sich aus den Antworten auch er-kennen, daß 6 Systeme (12.8%) beide Verfahren benutzen (Abb. 25).

Bei dem Aufbau von Bildschirmmasken gibt es einige Kriterien zu beachten. Die wichtigsten sind in diesem Fragenblock enthalten. Zwar sollte die Forderung nach

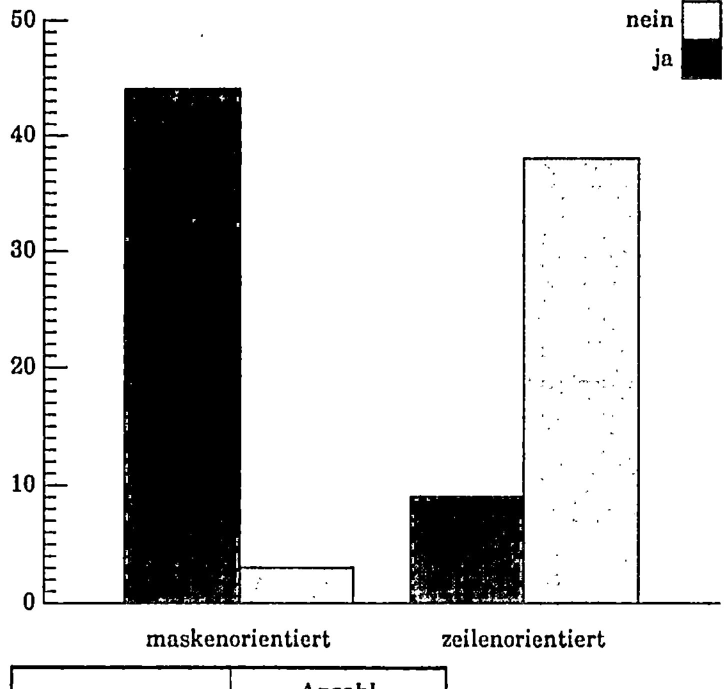

<table>
<tr><td rowspan="2">Dialog</td><td colspan="2">Anzahl</td></tr>
<tr><td>(abs.)</td><td>(%)</td></tr>
<tr><td>maskenorientiert</td><td>44</td><td>93,6</td></tr>
<tr><td>zeilenorientiert</td><td>9</td><td>19,1</td></tr>
</table>

Abb. 25. Arztrechner-Dialog (absolut)

Einheitlichkeit im gesamten System selbstverständlich sein, sie wird aber von etwa 10% der Systeme nicht eingehalten. Dies liegt hauptsächlich daran, daß keine Design-Richtlinien vorliegen und wohl mehrere Personen an unterschiedlichen Teilen des Systems gearbeitet haben (Tab. 17).

Tabelle 17. Eigenschaften der Bildschirmmasken

Eigenschaften	Anzahl	
	(abs.)	(%)
Einheitlicher Aufbau	44	93,6
Einheitl. Benutzerkommandos	43	91,5
Einheitl. Fehlermeldungen	42	89,4
semigraphische Elemente	31	66,0
Verschiedene Schrifttypen	17	36,2

Die Gestaltung einzelner Teile von Bildschirmmasken sollte charakteristisch sein, um das Finden und das Lesen auf dem Bildschirm zu erleichtern. Dies gilt in übertragenem Sinn auch für den Aufbau von Ausdrucken. So kann jeder die einzelnen Formulare, die in der Praxis verwendet werden, schon am Aufbau erkennen. Zur typischen Kennzeichnung können sowohl unterschiedliche Schrifttypen, semigraphische Elemente wie senkrechte und waagrechte Striche und Ecken zur Umrahmung als auch die Invertierung einzelner Zeichen benutzt werden. 36% der untersuchten Systeme benutzten verschiedene Schrifttypen, 66% Semigraphik. Dieser Begriff bedeutet, daß auf einem nicht-graphikfähigen Bildschirm Graphiken durch Sonderzeichen aufgebaut werden können.

Bei der Benutzerführung gibt es grundsätzlich 2 verschiedene Techniken, die aber durchaus auch zusammen eingesetzt werden können: die Menütechnik und die Kommandotechnik. Sie finden z.B. bei modernen Autoradios Verwendung, wobei die Stationstasten dem Menü entsprechen, aus dem man auswählt, und die Suchtaste als Kommando, den nächsten Sender zu suchen, verstanden wird.

Bei den Antworten auf diesen Frageblock fällt auf, daß 85.1% aller Systeme die Menütechnik anwenden, die sicher für den ungeübten und gelegentlichen Benutzer die adäquate Form darstellt. Fast die Hälfte aller Systeme, in unserer Umfrage also 21 Anbieter, benutzt Kommandos zur Steuerung des Systems, wie z.B. EP für Eingabe der Patientendaten. Aus dieser Zahl ergibt sich, daß 14 Systeme (etwa 30%) beide Techniken verwenden, d.h. dem Benutzer überlassen, die Technik auszuwählen, die ihm besser gefällt.

Bei der Eingabe von Kommandos gibt es verschiedene Möglichkeiten, von denen die bekannteste die Abkürzung ist. Sie wird auch in 17 der 21 Systemen angewendet. Die Kommandos benutzen 12 Systeme. Mehr als die Hälfte erlaubt dem Benutzer, Parameter an das Kommando anzuhängen, so z.B. für den Ausdruck "Suche den Patienten mit dem Namen Huber: SP Huber". Dagegen werden sinnvollerweise Langkommandos wenig angeboten, da sie nicht benutzerfreundlich sind. Da ist dann das Menü besser. Der Verbos-Mode ist vermutlich noch nicht so sehr bekannt. Beim Verbos-Mode wird die Eingabe, das Kommando, während des Eingebens Zeichen für Zeichen untersucht und schon in dem Augenblick zum vollständigen Befehl ergänzt, in dem der eingegebene Teil des Kommandos für das System eindeutig ist. Verbos ist also eine Mischform aus Kurzkommando und Langkommando (Abb. 26).

Erfahrungsgemäß bestehen Datenerfassungsprogramme zu über 80% aus Prüfroutinen. Die einfachste und schnellste dieser Prüfungen ist die syntaktische und formale, z.B. ob eine Postleitzahl auch vierstellig eingegeben wurde und nur aus numerischen Zeichen - Zahlen - besteht. Bei der logischen Prüfung wird festgestellt, ob es diese Postleitzahl überhaupt gibt. Würde bei der Eingabe der Telefonnummer die Vorwahl von München eingegeben, so läßt sich daraus schließen, daß die Postleitzahl mit 8 beginnen muß. Diese Prüfung nennt man kontextuelle oder pragmatische Prüfung. Die Antwort auf diesen Frageblock geben ein beredtes Beispiel für eine einfache Prüflogik: 36 Firmen hatten angegeben, daß ihre

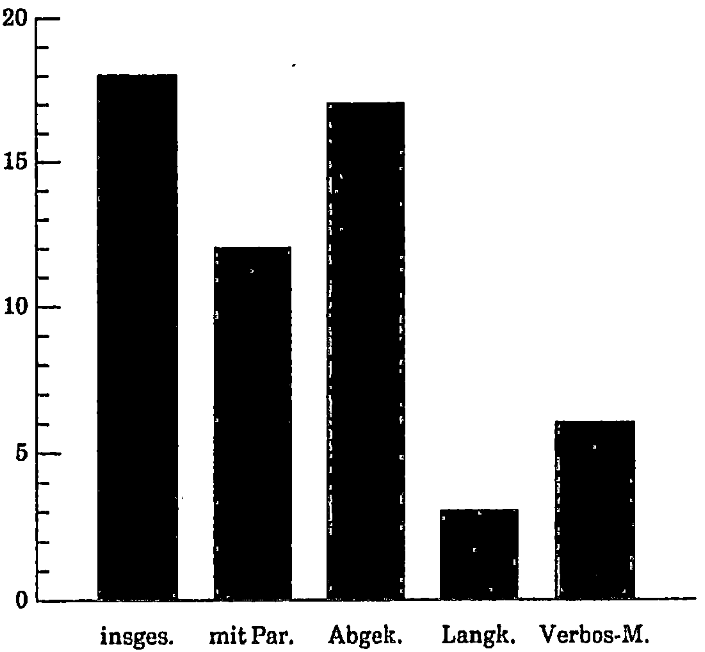

Art	Anzahl	
	(abs.)	(%)
Kommandos mit Parametern	12	66,7
Abgekürzte Kommandos	17	94,4
Langkommandos	3	16,7
Verbos-Mode	6	33,3

Abb. 26. Kommando-Art (absolut)

Programme Prüfungen enthalten; aber allein 39 gaben an, daß die Eingabedaten formalgeprüft wurden (Abb. 27).

Bei der Einzelaufzählung fällt auf, daß immerhin 17% der Systeme keine Prüfung vorsehen - ein unhaltbarer Zustand. Daß nicht alle Systeme auch aufwendigere Prüfungen vornehmen, war zu erwarten. Der relative Abfall von 11% zu der logischen Prüfung und noch einmal 20% zur pragmatischen Prüfung ist erklärbar, obwohl auch hier die absolute Höhe als zu gering erscheint.

Der unerfahrene Benutzer, aber auch derjenige, der nur gelegentlich den Praxisrechner benutzt, benötigt unbedingt eine Hilfe, die sog. Help-Funktion. Diese Hilfe ist oft situationsbedingt und nach den eingegangenen Antworten in fast 82% der Fälle vorhanden; von uns wurde dabei nicht nach der Qualität dieser Funktionen gefragt, die letztendlich nur dann Sinn machen, wenn sie auch aussagekräftig und selbsterklärend sind, sondern lediglich nach dem Vorhandensein.

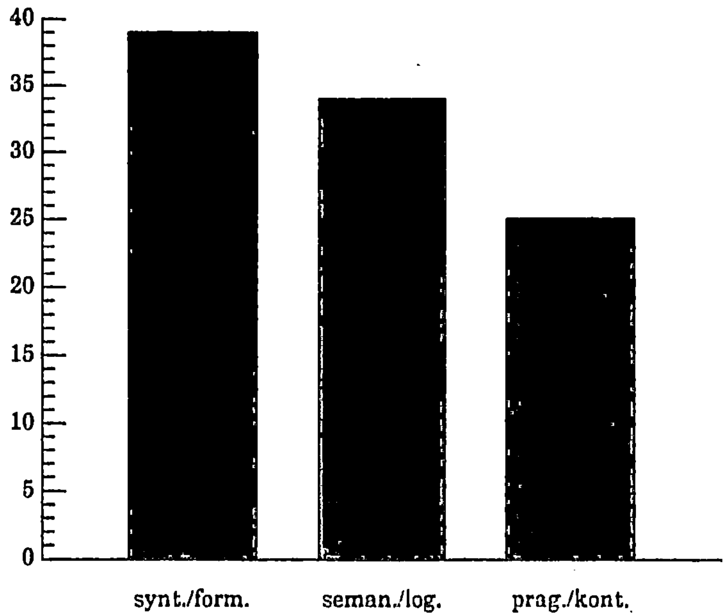

Prüfung	Anzahl	
	(abs.)	(%)
sytaktische / formale	39	83,0
semantische / logische	34	72,3
pragmatische / kontextuelle	25	53,2

Abb. 27. Art der Plausibilitätsprüfung (absolut)

Die Aufschlüsselung zeigt, daß die Funktionen am häufigsten während eines Eingabedialogs, z.B. durch Drücken der "?"-Taste erklärt werden. Dies spiegelt auch etwa den Zustand auf Großrechnern im Bereich der Programmier-Umgebung wider. Im Dialog wird diese Hilfe nur von etwa 70% der Systeme angeboten. Dagegen ist die Unterstützung bei Fragen zu Fehlermeldungen und Eingabemöglichkeiten verhältnismäßig hoch (Tab. 18). Eine weitergehende Untersuchung an dieser

Tabelle 18. Help-Funktionen

Help für	Anzahl	
	(abs.)	(%)
Funktionen	27	81,8
Fehlermeldungen	22	66,7
Eingabe-Schlüssel und -Codes	22	66,7

Stelle erscheint notwendig, da auch dieser Bereich für die Akzeptanz des Systems sehr sensitiv ist.

Design-Richtlinien

Der Einsatz von Richtlinien beim Design von EDV-Systemen garantiert in bestimmtem Umfang, daß die Systeme sich in ähnlicher Situation auch wirklich ähnlich verhalten. Ferner ist z.B. der Aufbau des Dialogs und des Bildschirms über die ganze Anwendung gleich, so daß ein Benutzer sich nur in einem Teil des Systems von der Technik her einarbeiten muß und dann gleich im gesamten System

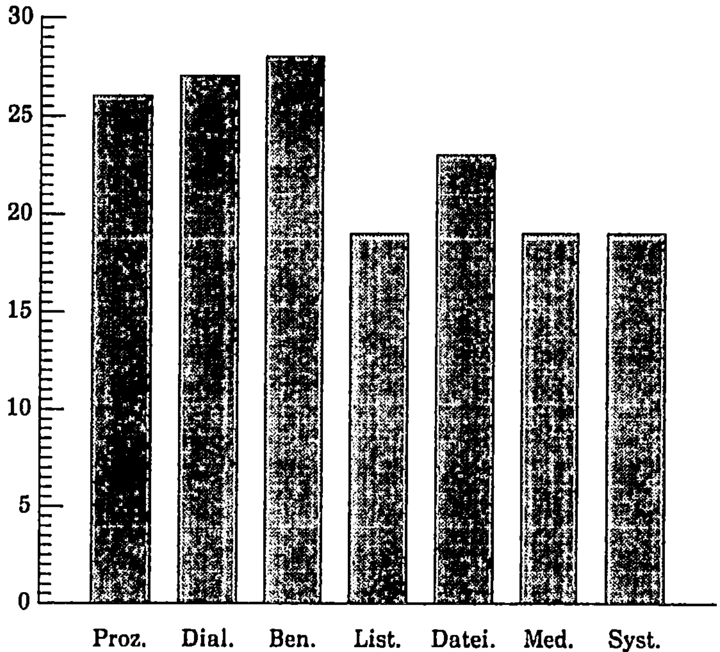

Bereich	Anzahl	
	(abs.)	(%)
Prozeduren, Macros, Programme	26	65,3
Dialogaufbau	27	67,4
Benutzerführung	28	59,6
Listenaufbau	19	40,4
Datei-Struktur	23	49,8
Medizinische Dokumentation	19	40,4
System-Dokumentation	19	40,4

Abb. 28. Einsatz von Design-Richtlinien (absolut)

arbeiten kann. Es war bei der Heterogenität der Systeme und Anbieter zu erwarten, daß die Anwendung von Richtlinien nur bei 40-70% der Hersteller üblich ist (Abb. 28).

Unabhängigkeit der Arztrechner-Software

Die Unabhängigkeit vom Betriebssystem und der verwendeten Hardware ist nicht unwichtig, da der Arzt-Benutzer im Fall von Problemen mit dem gleichen System auf einen neuen Rechner oder ein anderes Betriebssystem überwechseln kann. Dies ist vor allen Dingen wichtig, wenn der Hersteller Komponenten benutzt, die nicht allzu sehr verbreitet sind. Die Hardware-Unabhängigkeit verwundert in ihrer Höhe nicht so sehr, sind doch vor allem für die marktführenden Systeme eine große Anzahl kompatibler Geräte verfügbar. Bei der Betriebssystem-Unabhängigkeit scheint die Zahl erfreulich hoch zu sein (Tab. 19). Allerdings sollten die Erwartungen nicht zu hoch geschraubt werden. Bei Übergang von einem Betriebssystem auf ein anderes ist durchaus mit Änderungsaufwand und Funktionseinbußen zu rechnen.

Einsetzbarkeit des Arztrechners

Nicht jeder Praxis-Computer ist in jeder Praxis einsetzbar, zumindest nicht ohne Funktionsverlust. Die Probleme können aus lokalen Gegebenheiten, dem Typ der Praxis oder dem KV-Bezirk herrühren. Auch die Spezifika der ärztlichen Fachrichtung können eine große Rolle spielen. Das System, das ohne Abstriche oder Anpassungen, die oft teuer sind, überall eingesetzt werden kann, gibt es noch nicht. Die Ausnahme ist ein Basissystem, das aber vom Leistungsumfang zu bescheiden ist.

Ein System läßt sich ohne weiteres so spezifisch an die jeweilige Fachrichtung angepaßt herstellen, daß es bei keinem Kollegen einer anderen Fachrichtung eingesetzt werden kann. Dies mag speziell bei so scharf umgrenzten Gebieten wie der Radiologie der Fall sein, wo nur spezifische Abrechnungsziffern auftauchen und die Medikamente, die verschrieben werden, sehr typisch sind. Bei den untersuchten Systemen ist dieser Fall recht selten. Etwa 2/3 der Systeme (Tab. 20) decken

Tabelle 19. Unabhängigkeit der Arztrechner-Software

unabhängig von	Anzahl	
	(abs.)	(%)
Hardware	26	55,3
Betriebssystem	13	27,7

Tabelle 20. Einsetzbarkeit des Arztrechners: Unterstützte
Fachrichtungen

| Fachrichtung | jeweils | | insgesamt |
	(abs.)	(%)	(%)
Allgemeinmedizin	45	95,7	7,65
Kinderheilkunde	41	87,2	6,99
Chirurgie	39	83,0	6,63
Dermatologie	38	80,9	6,46
Innere Medizin	44	93,6	7,48
Augenheilkunde	31	66,0	5,27
Neurologie	32	68,1	5,44
Neurochirurgie	30	63,8	5,10
Psychiatrie	32	68,1	5,44
Gynäkologie	41	87,2	6,99
Orthopädie	39	83,0	6,63
HNO-Heilkunde	38	80,9	6,46
Urologie	40	85,1	6,80
Radiologie	33	70,2	5,61
Röntgenologie	33	70,2	5,61
Nuklearmedizin	32	68,1	5,44

das gesamte Spektrum ab, d.h. sie bieten dem Facharzt für Orthopädie das gleiche
Funktionsspektrum wie dem Neurologen. Das läßt darauf schließen, daß die administrativen Funktionen weitgehend abgedeckt werden, medizinische Unterstützung aber nicht zu erwarten ist. Abbildung 29 gibt einen Überblick darüber,
wieviele Fachrichtungen von wieviel Arzt-Praxis-Systemen unterstützt werden.
20 Hersteller unterstützen alle 16 Fachrichtungen, sind also eher unspezifisch.

Tabelle 21. Einsetzbarkeit des Arztrechners: Unterstützte
Praxis-Typen

| Praxis-Typ | einzeln | | insgesamt |
	(abs.)	(%)	(%)
Einzelpraxis	47	100,0	37,3
Gemeinschaftspraxis	43	91,5	34,1
Praxisgemeinschaft	36	76,6	28,6

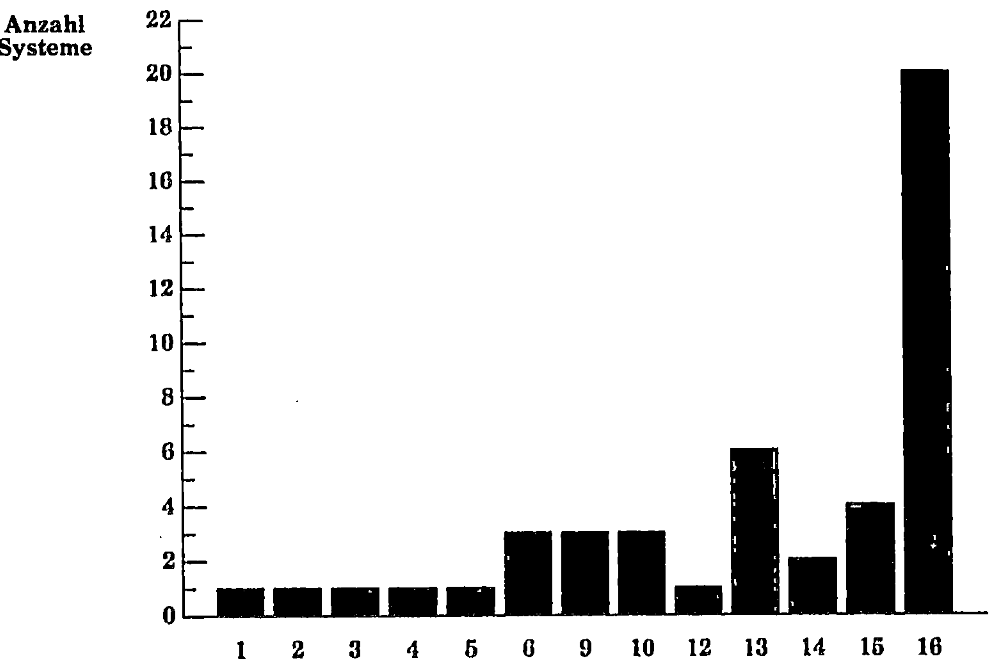

Abb. 29. Anzahl unterstützter Fachrichtungen

Die Anforderungen, die an Systeme für die Einzelpraxis und die beiden anderen Praxisformen gestellt werden, sind weitgehend gleich. Entscheidende Unterschiede liegen in der Größe des Systems (z.B. Ein- oder Mehrplatzsystem), und in Programmbausteinen, die den Ablauf in der Praxisgemeinschaft oder in der Gemeinschaftspraxis organisieren helfen und die Kommunikation unter den Kollegen über das Medium Datenverarbeitung herstellen. Über 3/4 der Systeme können in allen Praxistypen eingesetzt zu werden. (Tab. 21). Allerdings scheint auch hier eine genauere Untersuchung angebracht zu sein. Dabei müssen die Themen Organisation, Konsultation und Datenschutz im Vordergrund stehen.

Die regionale Verfügbarkeit der einzelnen Systeme ist relativ hoch (Tab. 22). Die Anzahl der in einem Bezirk zugelassen Systeme wächst entsprechend der Größe des KV-Bezirks.

Organisatorische Maßnahmen: Einführung und Schulung

Ein wichtiger Abschnitt bei dem Ersteinsatz von Datenverarbeitungssystemen ist die Einführungsphase, in der organisatorische Anpassungen vorgenommen werden müssen. Der Aufwand dafür ist sicherlich nicht zu unterschätzen und hängt stark von der Komplexität der Anwendung und dem Komfort der Benutzeroberfläche des Systems ab. Am häufigsten wurden für die Dauer der Eiführungsschulung 2 Tage angegeben, während der Mittelwert bei etwa drei

Tabelle 22. Einsetzbarkeit des Arztrechners:
KV-Bezirke

KV-Bezirke	jeweils	
	(abs.)	(%)
Schleswig-Holstein	11	23,4
Hamburg	15	31,9
Bremen	7	14,9
Niedersachsen	23	48,9
Westfalen-Lippe	21	44,7
Nordrhein	27	57,4
Hessen	23	48,9
Koblenz	12	25,5
Rheinhessen	9	19,1
Pfalz	7	14,9
Trier	4	8,5
Nordbaden	11	23,4
Südbaden	10	21,3
Nordwürttemberg	14	29,8
Südwürttemberg	10	21,3
Bayern	24	51,1
Berlin	4	8,5
Saarland	7	14,9

Tagen liegt (Abb. 30). Es ist undenkbar, ein solch komplexes System, wie einen Arzt-Rechner, ohne eine spezifische, detaillierte und umfangreiche Schulung einzuführen.

Organisatorische Maßnahmen: Organisationsberatung und Unterstützung

Vor dem Einsatz eines neuen Verfahrens in der Arztpraxis, unabhängig ob mit oder ohne Rechner, ist zu prüfen, welche Abläufe geändert werden und was sonst noch notwendig ist, um einen reibungslosen Übergang vom alten auf das neue Verfahren zu gewährleisten. Dabei ist für den einzelnen Arzt die Erfahrung der Systemhersteller oder anderer fachkundiger Berater unerläßlich.

Dabei ist für den einzelnen Arzt die Erfahrung der Systemhersteller oder anderer fachkundiger Berater unerläßlich.

Die Analyse der Ergebnisse zeigt, daß nicht alle Anbieter von Praxissystemen in

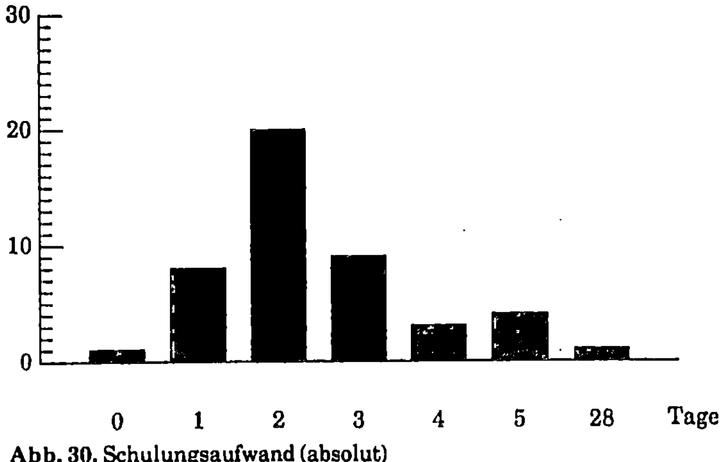

Abb. 30. Schulungsaufwand (absolut)

der Lage sind, hier eine deutliche Unterstützung zu geben, 3 Hersteller bieten sogar noch nicht einmal eine Einführung an (Abb. 31). Natürlich hängt auch hier vieles von der Größe des Systems ab. Der Trend im Bereich der Personal Computer geht auf jeden Fall in die Richtung der Selbstbedienungsläden: Man bekommt alles eingepackt und muß dann selbst auspacken, installieren und in Betrieb nehmen.

Organisatorische Maßnahmen: Wartung

Die Wartung der Systeme wird in über 70% der Fälle vom Hersteller selbst vorgenommen, nur in 40% der Fälle wird ein Service-Unternehmen beauftragt. In etwa 10% der Fälle kann der Kunde wählen.

Dabei findet die Wartung in der Hälfte der Fälle (55%) über Ferndiagnose statt, d.h. das Rechnersystem wird vom Servicetechniker über einen Datenanschluß getestet. Die telefonische Auskunft ist bei kleinen Fehlern, die sich umgehen lassen, oft recht hilfreich. 80% erscheint hier zu wenig. Daß Wartung "vor Ort" vorgenommen wird, ist selbstverständlich und bedarf keiner Erläuterung.

Organisatorische Maßnahmen: Unterbringung

Der Einsatz von Datenverarbeitungs-Systemen ist häufig mit mehr oder weniger Geräusch verbunden. Im wesentlichen kommt dies von Ventilatoren zur Kühlung oder mechanischen Bauteilen wie Magnetplatten. Die Frage nach dem Geräuschpegel konnten (oder wollten) die meisten Anbieter nicht beantworten; nur jeder fünfte gab eine Antwort (Abb. 32 und Tab. 23). Dies läßt auf ein mangelndes Problembewußtsein schließen, das sich sicher noch ändern wird, wenn Praxissysteme einen wirklich breiten Einsatz erleben.

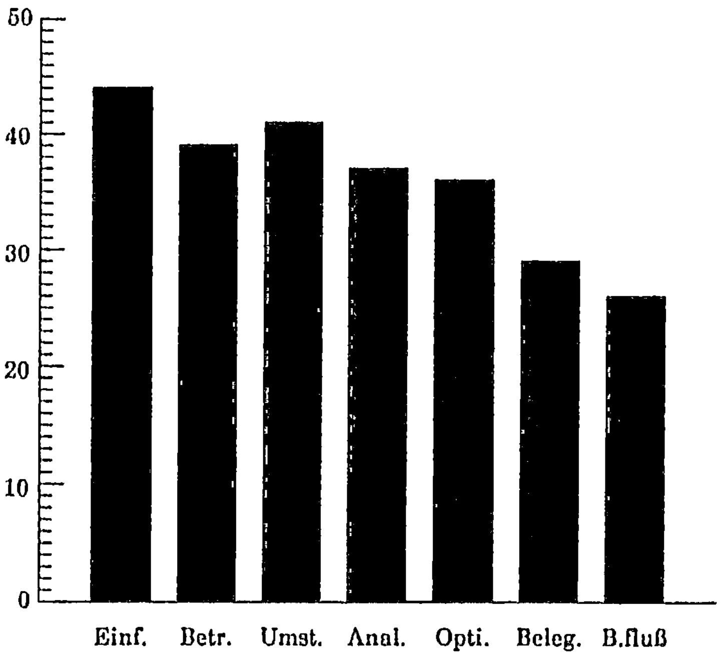

bei	jeweils	
	(abs.)	(%)
Einführung des Arztrechners	44	93,6
Betriebsablauf	39	83,0
Umstellungen	41	87,2
Analyse des Betriebsablaufes	37	78,7
Optimierung des Betriebsablaufes	36	76,6
Belegerstellung	29	61,7
Belegfluß	26	55,3

Abb. 31. Organisationsberatung und -unterstützung (absolut)

Tabelle 23. Unterbringung: Stromkreis,
Datenleitungen und -anschlüsse

Anforderung	Anzahl	
	(abs.)	(%)
Separater Stromkreis	5	10,6
Koaxialkabel	5	10,6
Vier-Draht-Leitung	15	31,9

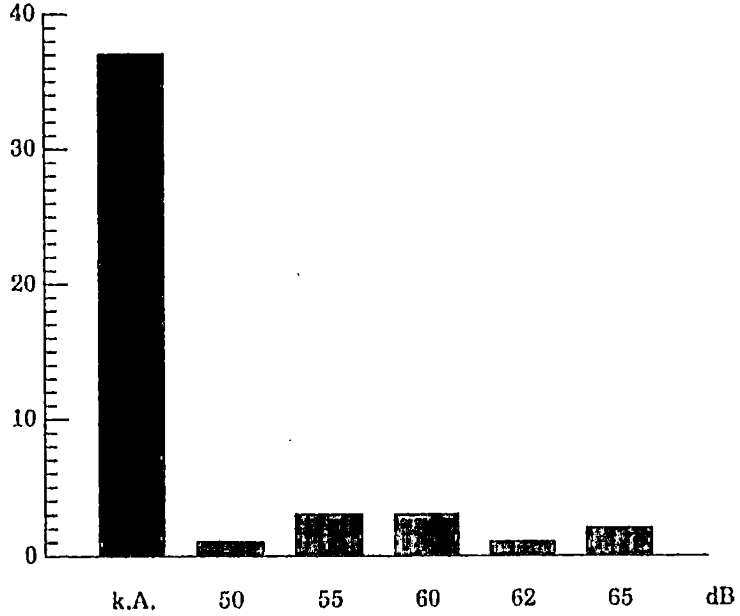

dB	Anzahl	
	(abs.)	(%)
k.A.	37	78,7
50	1	2,1
55	3	6,4
60	3	6,4
62	1	2,1
65	2	4,3

Abb. 32. Geräuschpegel des Gesamtsystems (absolut)

4.4 Clusteranalyse

Aufgrund der Herstellerangaben wurde versucht, die Arztrechner heuristisch zu klassifizieren. Als Eingabe dienten drei Gruppen inhaltlich zusammengehöriger Merkmalsausprägungen

- Art der angebotenen Organisationsunterstützung
- unterstützte medizinische Fachrichtungen
- Regionale Verbreitung

Ziel dieser Analyse war, Ähnlichkeiten und Unterschiede zwischen den Rechnern hinsichtlich der Eingabemerkmale zu eruieren. Dazu wurde die Prozedur HIERARCH des am MEDIS-Institut zur Verfügung stehenden Programmpakets CLUSTAN Rel. 2.1 verwendet. Als Input wurden Bitstrings, bestehend aus Null-

und Eins-Sequenzen, entsprechend der Verneinung bzw. Bejahung einer Frage
verwendet. Der Abstand zweier Objekte, bei uns Arztrechnersysteme, wird durch
eine Funktion der Übereinstimmungen und Nichtübereinstimmungen zwischen
den Bitstrings gemessen. Die Clusteranalyse liefert in diesem Sinne Klassen von
Objekten, die innerhalb der Klassen möglichst eng benachbart sind, während die
Abstände zwischen den Klassen möglichst groß ausfallen sollen.

Tabelle 24 enthält die Eingabevariablen für die drei durchgeführten Clusteranalysen.

4.4.1 Ergebnisse:

Organisationsunterstützung

Die Analyse legte nahe, acht Cluster zu bilden (Die Nummern sind
demVerzeichnis im Anhang entnommen):

```
-------------------------------------------------------------------
Cluster Nr:      Arztrechner im Cluster
-------------------------------------------------------------------

     1           1  3  5  7  8  9 10 11 12 13 14 15 17 18 19 20 21
                22 28 30 33 37 38 41 42 45   (27 Arztrechner)

     2           2 16 29 31 36 40            ( 6 Arztrechner)

     3           4 35 46                     ( 3 Arztrechner)

     4           6                           ( 1 Arztrechner)

     5          23 25 26 32 39               ( 5 Arztrechner)

     6          24 27                        ( 2 Arztrechner)

     7          34                           ( 1 Arztrechner)

     8          43 47                        ( 2 Arztrechner)
-------------------------------------------------------------------
```

Für die Clusteranalyse lassen sich die typischen Eingabe-Strings identifizieren.
Im Einzelnen ergibt sich dabei: die Variable 1 (leisten Sie Organisationsberatung
oder Unterstützung bei der Einführung des Systems ?) wurde bis auf drei Arztrechner-Hersteller (vgl. Liste der Arztrechnerhersteller 34, 35, 46) von allen anderen
bejaht, wobei 35 und 46 überhaupt keine Angaben zu diesem Fragenkomplex gemacht haben. Hinsichtlich dieser Frage besteht zwischen den Systemen nahelie-
genderweise kein Unterschied.

Tabelle 24. Clusteranalyse Eingabevariablen

Merkmalsgruppen	Variable
Organisationsunterstützung und -beratung bei	(1) der Einführung des Arztrechners (2) dem Betriebsablauf (3) Umstellungen (4) der Analyse des Betriebsablaufs (5) der Optimierung des Betriebsablaufs (6) der Belegerstellung (7) dem Belegfluß
Fachrichtungen	(1) Allgemeinmedizin (2) Kinderheilkunde (3) Chirurgie (4) Dermatologie (5) Innere Medizin (6) Augenheilkunde (7) Neurologie (8) Neuro-Chirurgie (9) Psychiatrie (10) Gynäkologie (11) Orthopädie (12) HNO (13) Urologie (14) Radiologie (15) Röntgenologie (16) Nuklearmedizin
KV-Bezirke	(1) Schleswig-Holstein (2) Hamburg (3) Bremen (4) Niedersachsen (5) Westfalen-Lippe (6) Nordrhein (7) Hessen (8) Koblenz (9) Rheinhessen (10) Pfalz (11) Trier (12) Nordbaden (13) Südbaden (14) Nordwürttemberg (15) Südwürttemberg (16) Bayern (17) Berlin (18) Saarland

Das erste Cluster besteht aus den Systemen, die alle, oder fast alle Fragen zur Organisationsunterstützung bejaht haben.

Im Cluster zwei befinden sich die Systeme, bei denen die Fragen 6 und 7 (Unterstützung bei Belegerstellung und Belegfluß) verneint wurden.

Im Cluster fünf sind die Systeme zusammengefaßt, für die nur die Fragen 2 und 3 (Unterstützung bei Betriebsablauf und Umstellungen) bejaht worden sind.

In den restlichen Clustern drei, vier, sechs, sieben und acht sind die Systeme zusammengefaßt, bei denen nur einzelne oder gar keine Fragen positiv beantwortet wurden. Dieses Antwortverhalten läßt sich vielleicht am ehesten als "keine Angabe" interpretieren.

Fachrichtungen

Aufgrund der empirischen Resultate wurden die Arztrechner der Umfrage hinsichtlich der unterstützten Fachrichtungen in vier Cluster eingeteilt:

```
------------------------------------------------------------------------

Cluster Nr:        Arztrechner im Cluster

------------------------------------------------------------------------


   1               1  2  3  6  7  8  9 10 12 13 14 15 17 18 19 21 22
                  23 24 25 26 27 28 29 30 34 36 37 38 39 41 42
                  43 45 46 47                    (36 Arztrechner)

   2               4 31 32                        (3 Arztrechner)

   3               5 33 44                        (3 Arztrechner)

   4              11 16 20 35 40                  (5 Arztrechner)


------------------------------------------------------------------------
```

Wiederum wurde die Frage eins (Allgemeinärzte) bis auf die Hersteller Nr. 5 und 44 mit ja beantwortet und trägt somit nicht zur Gruppeneinteilung der Arztrechner bezüglich der unterstützten Fachrichtungen bei. Im ersten Cluster sind alle diejenigen Systeme zusammengefaßt, die fast alle Fragen nach den Fachrichtungen positiv beantwortet haben. Der Interpretationsspielraum ist nicht groß: entweder sind im diesem Cluster Systeme zusammengefaßt, die (was unwahrscheinlich ist) alle Fachrichtungen speziell unterstützen, oder aber Systeme, die keine speziellen Anpassungsmöglichkeiten anbieten und deshalb keine spezifische Fachunterstützung anbieten.

Die in Cluster zwei zusammengefaßten Systeme haben gemeinsam, daß die Fachrichtungen Allgemeinmedizin, Dermatologie, Innere Medizin, Augenheilkunde, Gynäkologie und Urologie unterstützt werden, die Fachrichtungen Neurologie,

Neurochirurgie, Psychiatrie, Radiologie und Röntgenologie jedoch nicht. Diese
drei Systeme können in diesem Fall als spezifisch "nicht-psychiatrisch" bezeichnet
werden.

Cluster drei enthält die nuklarmedizinisch-orientierten Systeme.

In Cluster vier sind, relativ unspezifisch, Systeme zusammengefaßt, die nur wenige Fachrichtungen bedienen. Sie stimmen darin überein, daß sie die Fachrichtungen Augenheilkunde, Neurologie, Neurochirurgie, Radiologie und Nuklearmedizin nicht unterstützen. Unter diesem Aspekt gesehen ist Cluster vier ein Nachbar
von Cluster drei.

KV-Bezirke

Bezüglich der Verbreitung der Arztrechner in den jeweiligen KV-Bezirken, für die
sie zugelassen sind, lassen sich drei Cluster identifizieren.


```
------------------------------------------------------------------------
Cluster Nr:      Arztrechner  im Cluster
------------------------------------------------------------------------

    1            1 3 7 9 28 32 34 38              (8 Arztrechner)

    2            2 4 5 6 10 12 13 14 15 16 17 18 19 20 22 23
                 24 25 26 27 29 30 31 33 35 36 37 39 40 41 42
                 43 44 45 46 47                   (36 Arztrechner)

    3            8 11 21                          (3 Arztrechner)
------------------------------------------------------------------------
```

Hier existiert kein einziger KV-Bezirk, der dadurch ausgezeichnet ist, daß alle
Arztrechner in ihm zugelassen sind. In Cluster eins sind die Arztrechner vereint,
die überdurchschnittlich weit verbreitet sind. In den KV-Bezirken Hamburg,
Westfalen-Lippe, Nordrhein, Hessen, Nord-Württemberg und Bayern sind alle Systeme dieses Clusters eingeführt. In allen anderen KV-Bezirken sind sie überdurchschnittlich häufig vertreten. Die Einzelheiten sind in der Tabelle 25 zusammengefaßt. Das große Cluster zwei umfaßt unspezifische Systeme, die nicht bun-
desweit vertreten sind. Gemeinsam ist ihnen die Absenz in den KV-Bezirken Pfalz
und Saarland.

Die im dritten Cluster vertretenen Systeme sind in den KV-Bezirken Pfalz, Südbaden und Bayern eingeführt, nicht jedoch in Bremen, Koblenz, Trier, Südbaden,
Süd-Württemberg und Berlin.

100

Tabelle 25. Regionale Arzt-Rechner-Cluster

	Cluster 1		Cluster 2		Cluster 3	
KV-Bezirk	% Ja-Antworten	% Ja im Cluster/ % Ja insgesamt	% Ja-Antworten	% Ja im Cluster/ % Ja insgesamt	% Ja-Antworten	% Ja im Cluster/ % Ja insgesamt
1 Schleswig-Holstein	87.5	3.74	8.3	0.36	33.3	1.42
2 Hamburg	100.0	3.13	13.9	0.44	66.7	2.09
3 Bremen	62.5	4.20	5.6	0.37	0.0	0.00
4 Niedersachsen	75.0	1.53	41.7	0.85	66.7	1.36
5 Westfalen-Lippe	100.0	2.24	30.6	0.68	66.7	1.49
6 Nordrhein	100.0	1.74	47.2	0.82	66.7	1.16
7 Hessen	100.0	2.04	36.1	0.74	66.7	1.36
8 Koblenz	50.0	1.96	22.2	0.87	0.0	0.00
9 Rheinhessen	62.5	3.26	5.6	0.29	66.7	3.48
10 Pfalz	50.0	3.36	0.0	0.00	100.0	6.71
11 Trier	37.5	4.41	2.8	0.33	0.0	0.00
12 Nordbaden	87.5	3.74	8.3	0.36	33.3	1.42
13 Südbaden	62.5	2.94	5.6	0.26	100.0	4.70
14 Südwürttemberg	100.0	3.36	16.7	0.56	0.0	0.00
15 Nordwürttemberg	87.5	4.11	8.3	0.39	0.0	0.00
16 Bayern	100.0	1.96	36.1	0.71	100.0	1.96
17 Berlin	25.0	2.94	5.6	0.65	0.0	0.00
18 Saarland	75.0	5.04	0.0	0.00	33.3	2.24

<u>Regionale Cluster der Arztrechner</u>

Legende:

1. Spalte eines Clusters: % Ja-Antworten im Cluster auf die Frage: Bedient das System den KV-Bezirk?

2. Spalte eines Clusters: % Ja-Antworten im Cluster / % Ja-Antworten aller Arztrechner

4.5 Diskussion

Die vorliegenden Ergebnisse sind aus zwei Gründen vorsichtig zu interpretieren:
zum einen ist nicht auszuschließen, daß die Personen, die die Fragebogen ausfüll-
ten, Repräsentanten ihrer Firma und damit ihres Produkts sind. Insoweit ist es

durchaus plausibel, daß in den Analysen zur Organisationsunterstützung und zu
fachspezifischen Unterstützungen je ein Cluster gefunden wurde, das aus
Arztrechnern mit vielen Ja-Antworten bestand. Die Vermutung liegt nahe, daß
manche Objekte ihre Zugehörigkeit zu diesem Cluster dem Antwortverhalten des
Fragebogen-Ausfüllers verdanken. Zum zweiten ist die Cluster-Analyse ein
heuristisches Klassifikationsverfahren. Bei der Auswertung sind subjektive
Entscheidungen getroffen worden bezüglich der Wahl

- des Clusterverfahrens
- des Distanzmaßes und
- der Anzahl der letztendlich gewählten Cluster.

Wir untersuchten, ob eine andere Wahl der Clusteranzahl und des Distanzmaßes
die Interpretation der Ergebnisse wesentlich verändert hätte. Daß dies nicht der
Fall war, könnte ein Indiz für die Stabilität der Klasseneinteilung darstellen.

5 Schlußwort und Ausblick

Obwohl die vorliegende Auswertung schon viel früher angekündigt worden war, hat sich der Erscheinungstermin aus organisatorischen Gründen immer wieder verzögert. Weiterhin wurde bei der Zusammenstellung dieses Buches darauf geachtet, daß nur relevante Frage/Antwortkomplexe aufgenommen wurden. Dies geschah nach einer vollständigen Auswertung und internen Diskussion. Kriterien für die Selektion waren Aussagekraft, Verständlichkeit, und Relevanz für die Benutzung durch einen in der Datenverarbeitung unerfahrenen Leser. Zu diesen Lesern gehören sowohl Ärzte als auch sonstiges, am Einsatz von Computern in der Arztpraxis interessiertes medizinisches Personal. Aus diesem Grund wurden technische Fragen, die zum Teil zu sehr ins Detail gingen, in diesem Buch nicht berücksichtigt, wie z.B.: Datenbanksysteme, Compiler und Generatoren.

Ein besonderes Problem war dabei der Komplex "Maximale Ausstattung des Arztrechners". Hier reichte die Palette der Antworten auf die Frage nach der maximalen Speicherkapazität von "keiner Antwort" bis "Unendlich". Bei ähnlichen Problemen in wichtigen Fragenkomplexen wurde intensiv nachgefragt, wodurch zwar die Qualität der Antworten gesteigert werden konnte, aber der Fertigstellungstermin auch immer weiter verzögert wurde. Der Aktualität des Werkes hat dies jedoch nicht geschadet; die Marktsituation hat sich nur unwesentlich geändert, es sind immer noch wenige Hersteller, die den Markt dominieren, und selbst die Firma Siemens hat es, Dank Lieferschwierigkeiten, nicht geschafft,, mit einem Dumping-Preis für ein Einplatz-System (das sich preislich beim Mehrplatz-System im üblichen Rahmen bewegt) den Markt zu kippen.

Die vorliegende DOCS-Studie hat zweifellos gezeigt, daß die Entwicklung der Arzt-Praxis-Systeme noch längst nicht abgeschlossen ist: besonders der Fortschritt in der Technik läßt erwarten, daß auf der einen Seite neue Technologien auch neue Möglichkeiten eröffnen werden und auf der anderen Seite die Preisentwicklung dazu beitragen wird, daß eine weitere Verbreitung dieser Systeme wahrscheinlich ist. Unsere Frage nach der mittelfristigen Entwicklung des Marktes beantworteten die Hersteller mit teilweise recht optimistischen Einschätzungen; die Bandbreite reichte dabei von 0 bis 100 prozentiger Steigerung pro Jahr. Wie radikal technologische Entwicklungen die Marktstruktur beeinflussen können, wurde von uns bereits am Beispiel des amerikanischen Praxis-Computer-Marktes gezeigt. Dort sind 61 von 108 Systemen, also weit über 50 Prozent, auf IBM-Personal-Computern ablauffähig - einem Hardware-System, das gerade drei Jahre vorher auf dem Markt eingeführt wurde. Die Entwicklung, vor allem im Speicher- und Pro-

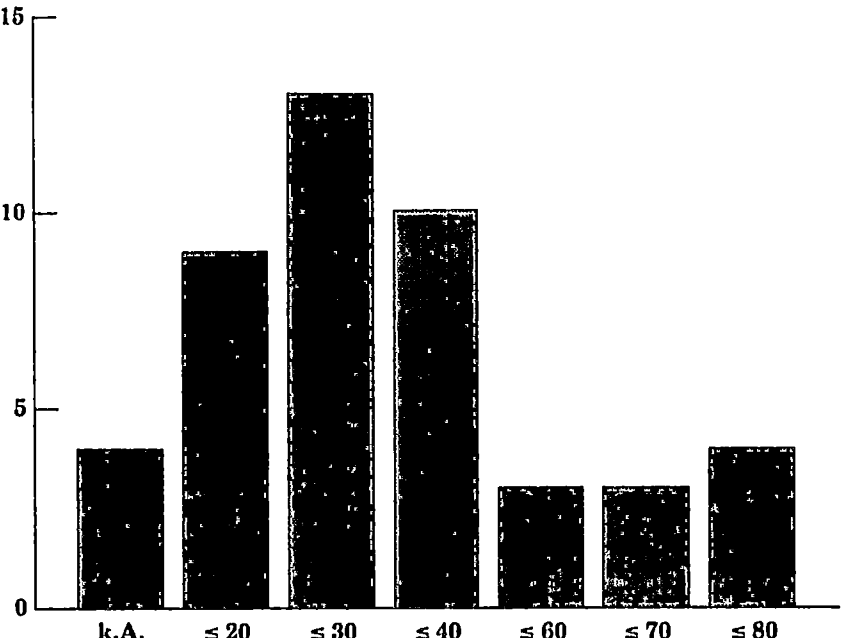

Abb. 33. Preise für Grundausstattung (Hardware und Software) in Tausend DM

zessorbereich, hat noch lange nicht ihr Ende erreicht - optische Technologien ermöglichen Speicherkapazitäten von 4 MB auf Scheck-Karten, 600 MB auf Compact-Discs und 2 Gigabyte auf optischen Platten ("Optical Disc"). An optischen Prozessoren wird bereits gearbeitet.

Datenübertragungen zwischen den niedergelassenen Ärzten und den Kassenärztlichen Vereinigungen mit Hilfe von Disketten oder anderen Medien bieten neue Möglichkeiten der Kommunikation und Information und damit auch rationelle Einsatzmöglichkeiten von Arztrechner-Systemen.

Die Studie hat auch gezeigt, daß administrative Funktionen eigentlich von allen Systemen erfüllt werden. Die Gespräche mit Herstellern haben gezeigt, daß das Schwergewicht in den nächsten Jahren auf medizinischen Applikationen liegt. Besondere Berücksichtigung findet dabei die Unterstützung in der Diagnostik und der Hilfe für die Therapie.

Die Einbeziehung solcher Anwendungen in den täglichen Praxisablauf, unter Berücksichtigung der Funktionen der Bürokommunikation, wird die Qualität der ärztlichen Versorgung verbessern.

Sinn und Zweck (und damit auch das Problem) der vorliegenden DOCS-Studie ist, eine Übersicht zu geben, ohne auf einzelne Hersteller und deren Produkte einzugehen. Herstellerorientierte Beratung wird aber von den Ärzten benötigt - dies wurde auf mehreren Veranstaltungen und durch persönliche Kontakte (z. SYSTEMS und NAV-Veranstaltungen) deutlich.

Im Augenblick fehlt auch noch eine Marktübersicht, gegliedert nach

- Funktionsumfang und Qualität der Produkte im Stil der Stiftung Warentest
- speziellen Programmen mit allgemeinen Informationen (z.B. Medikamente) sowie mit tiefergehenden Informationen für einzelne Fachgebiete und Disziplinen (z.B. über Hypertonie und Diabetes).

Es sollte das Ziel zukünftiger Arbeit auf diesem Gebiet sein, den Markt transparent für den Arzt zu machen. Damit ist eine bessere Entscheidungsmöglichkeit zwischen fachlich beurteilten Systemen für die Arztpraxis möglich. Es muß aber auch gesagt werden, daß die Beurteilung der Arztpraxis durch eine qualifizierte Systemanalyse unbedingt einer Systemauswahl vorausgehen sollte, da hier die Parameter ermittelt werden, die für eine gute Auswahl des passenden Arztpraxissystems Voraussetzung sind.

6 Checkliste (Bewertung Arzt-Praxis-Systeme)

Die Checkliste soll helfen, Rechnersysteme für die Praxis so zu bewerten, daß man
sie miteinander vergleichen kann. Sie besteht aus Kriterien, die unbedingt erfüllt
sein müssen (K.O.-Kriterien), um das System überhaupt einsetzen zu können und
den bewertbaren Kriterien.

Bei den K.O.-Kriterien werden die Minimalforderungen in die linke Spalte eingetragen. In die rechte Spalte wird nur eingetragen, ob sie erfüllt sind bzw. es
können auch die aktuellen Werte eingetragen werden. Wenn z.B. pro Quartal 1200
Scheine anfallen, das System aber nur 800 Scheine bearbeiten kann, kommt dieses
System nicht in Frage.

Der Bewertungsprozeß geschieht in drei Phasen. Dieser Teil der Checkliste eignet
sich, um in ein Tabellenkalkulationsprogramm übernommen zu werden. Das
Ergebnis ist eine Gesamtpunktzahl, die sich aus den Punkten der einzelnen
Komponenten zusammensetzt. Für jede Komponente wird die Punktzahl aus der
Multiplikation von Bewertungsfaktor und Erfüllungsgrad ermittelt.

Der Bewertungsfaktor ist eine Zahl zwischen 0 und 100, der die Wichtigkeit dieser
Komponente für das gesamte System angibt. In der linken Spalte sind Vorschläge
für Faktoren enthalten. Die Summe aller Bewertungsfaktoren ergibt 100.

Der Erfüllungsgrad ist eine Zahl zwischen 0 und 100, die angibt, inwieweit die
Forderungen an das System bzw. an die einzelnen Komponenten erfüllt sind. Es ist
also eine prozentuale Skala. Hier gehen besonders stark subjektive Bewertungen
ein, die durchaus über die dargestellten Kriterien hinausgehen können.

Als Beispiel soll die Druckerperipherie mit dem Bewertungsfaktor 8 dienen. Im
System sind zwei Drucker enthalten, die zwar nicht sehr schnell, aber leise sind
und ein ausgezeichnetes Schriftbild haben. Der Erfüllungsgrad wird mit 90
angesetzt. Diese Komponenten würden also mit 8 x 90 = 720 zur Gesamtpunktzahl beitragen. Die Summe kann bei diesem Verfahren also maximal 10000
betragen. Eine Vereinfachung läßt sich noch beim Erfüllungsgrad durchführen,
wenn hier die Skala von 0 bis 10 gewählt wird. Dies betrifft allerdings nur den
Rechenaufwand.

Das oben beschriebene Verfahren , die Nutzwertanalyse, wird häufig eingesetzt.
Es bietet auf der einen Seite eine Objektivierung der subjektiven Eindrücke und
auf der anderen Seite eine intensive, strukturierte Beschäftigung mit den angebotenen Systemen.

<u>**Kriterien, die unbedingt erfüllt sein müssen (K.O.-Kriterien)**</u>

Allgemeine Merkmale des Arztrechners Anforderung Erfüllt?
Datum der letzten Prüfung durch das ZI

Grundausstattung des Rechners
Ist die Anzahl der Scheine für die Ausstattung
ausreichend?

<u>Datenträger</u>
Diskette für Datentransfer und/oder Sicherung
vorhanden?
Magnetplatte (2 KB pro Patient)

<u>Bildschirm</u>
Anzahl der Bildschirme (Arbeitsplätze)
Groß- und Kleinschreibung
DIN-Tastatur

<u>Matrixdrucker</u>
Deutscher Zeichensatz
Einzelblatteinzug

Funktionen des Arztrechners
Kassenabrechnung

<u>**Komponente**</u>		<u>**Faktor**</u>
Ausstattung		**30**
Datenträger	3	
Bildschirm	6	
Drucker	8	
Schnittstellen	3	
Software	10	
Funktionen		**45**
administrative	10	
medizinische	20	
übrige	15	
Einsetzbarkeit		**15**
Praxistypen	2	
Organisation	10	
Vorbereitung		
Einführung		
Betrieb		
Wartung	2	
Unterbringung	1	
Kosten und Sonstiges		**10**

Bewertbare Kriterien

	Bewertungsfaktoren			
	vorge- schlagen	eigene Bewertung	Erfüllungs- grad	erworbene Punktzahl

Ausstattung des Rechners

	vorge- schlagen	eigene Bewertung	Erfüllungs- grad	erworbene Punktzahl
Datenträger	3	....	....	....
Diskette		....	....	....
Magnetband		....	....	....
Magnetplatte		....	....	....
Bildschirm	6	....	....	....
Getrennte Tastatur und ergonomisch		....	....	....
Farbig		....	....	....
Grafikfähigkeit		....	....	....
Drucker	8	....	....	....
<u>Matrixdrucker</u>		....	....	....
Verschiedene Schriftarten		....	....	....
Grafikfähigkeit		....	....	....
<u>Typenraddrucker</u>		....	....	....
Druckgeschwindigkeit		....	....	....
Schnittstellen	3	....	....	....
Bildschirmtextanschluß		....	....	....
Datex-P-Anschluß		....	....	....
Anschluß über Wählleitung		....	....	....
327X-Steuereinheit		....	....	....
Eingabemöglichkeiten, die der Praxisrechner softwaremäßig unterstützt				
Graphisches Tablett/Digitizer		....	....	....
Lichtgriffel		....	....	....
Mouse		....	....	....
Systemsoftware	10	....	....	....
<u>Betriebssystem</u>		....	....	....
Für den Benutzer zugänglich		....	....	....
<u>Programmiersprachen,</u> die für den Benutzer zugänglich sind				
Assembler		....	....	....
Basic		....	....	....
Cobol		....	....	....
Sonstige		....	....	....
<u>Datenbanksysteme</u>		....	....	....
Hilfsprogramme und andere Software-Komponenten (z.B. Editor, Debugger, Sort, Generatoren)		....	....	....

Funktionen des Arztrechners

<table>
<tr><td></td><td colspan="4">Bewertungsfaktoren</td></tr>
<tr><td></td><td>vorge-
schlagen</td><td>eigene
Bewertung</td><td>Erfüllungs-
grad</td><td>erworbene
Punktzahl</td></tr>
<tr><td>Administrative Funktionen</td><td>......10</td><td>............</td><td>............</td><td>............</td></tr>
<tr><td><u>Abrechnung</u></td><td></td><td>............</td><td>............</td><td>............</td></tr>
<tr><td>Privatliquidation</td><td></td><td>............</td><td>............</td><td>............</td></tr>
<tr><td>Erinnerungsverfahren</td><td></td><td>............</td><td>............</td><td>............</td></tr>
<tr><td>Regelwerkprüfung</td><td></td><td>............</td><td>............</td><td>............</td></tr>
<tr><td>Prüflauf (jederzeit)</td><td></td><td>............</td><td>............</td><td>............</td></tr>
<tr><td>Abrechnungszeit/1000 Scheine</td><td></td><td>............</td><td>............</td><td>............</td></tr>
<tr><td>Leistungsziffern mit Begründungstexten</td><td></td><td>............</td><td>............</td><td>............</td></tr>
<tr><td><u>Patientenverwaltung</u></td><td></td><td></td><td></td><td></td></tr>
<tr><td>Terminplanung (z.B. für Sprechstunde und Labor)</td><td></td><td>............</td><td>............</td><td>............</td></tr>
<tr><td>Einbestellung (z.B. bei Dauerbehandlungs- bzw. Risikopatienten)</td><td></td><td>............</td><td>............</td><td>............</td></tr>
<tr><td>Suchmöglichkeiten (markiert, kombiniert)
   Name, Geb.-Datum, Krankenkassen</td><td colspan="4">...</td></tr>
<tr><td>Medizinische Funktionen</td><td>......20</td><td>............</td><td>............</td><td>............</td></tr>
<tr><td><u>Medizinische Dokumentation:</u></td><td></td><td>............</td><td>............</td><td>............</td></tr>
<tr><td>Anamnnese</td><td></td><td>............</td><td>............</td><td>............</td></tr>
<tr><td>Symptomatik, Befunde</td><td></td><td>............</td><td>............</td><td>............</td></tr>
<tr><td>Verordnungen</td><td></td><td>............</td><td>............</td><td>............</td></tr>
<tr><td><u>Diagnostik:</u></td><td></td><td>............</td><td>............</td><td>............</td></tr>
<tr><td>Diagnose-Unterstützung</td><td></td><td>............</td><td>............</td><td>............</td></tr>
<tr><td><u>Therapie:</u></td><td></td><td>............</td><td>............</td><td>............</td></tr>
<tr><td>Therapie-Planung</td><td></td><td>............</td><td>............</td><td>............</td></tr>
<tr><td>Therapie-Überwachung</td><td></td><td>............</td><td>............</td><td>............</td></tr>
<tr><td>Therapie-Unterstützung</td><td></td><td>............</td><td>............</td><td>............</td></tr>
<tr><td>Dauerdiagnosen</td><td></td><td>............</td><td>............</td><td>............</td></tr>
<tr><td>Cave/Risiken</td><td></td><td>............</td><td>............</td><td>............</td></tr>
<tr><td>Medikamente</td><td></td><td>............</td><td>............</td><td>............</td></tr>
<tr><td>Quartalsdiagnosen</td><td></td><td>............</td><td>............</td><td>............</td></tr>
<tr><td>zusätzliche Klartextangaben</td><td></td><td>............</td><td>............</td><td>............</td></tr>
<tr><td>Sonstige Anschlüsse</td><td></td><td>............</td><td>............</td><td>............</td></tr>
<tr><td>Terminplanung für Zusatzeinrichtungen
(z.B. Massagen)</td><td></td><td>............</td><td>............</td><td>............</td></tr>
<tr><td>Automatische Zuordnung zwischen
Medikamenten, Diagnosen und Leistungen</td><td></td><td>............</td><td>............</td><td>............</td></tr>
<tr><td>Behandlung von Labordaten</td><td></td><td>............</td><td>............</td><td>............</td></tr>
<tr><td>Anschluß von Laborgeräten</td><td></td><td>............</td><td>............</td><td>............</td></tr>
<tr><td><u>Schlüsselsysteme</u></td><td></td><td></td><td></td><td></td></tr>
<tr><td>Medikamente (z.B. Rote Liste)</td><td></td><td>............</td><td>............</td><td>............</td></tr>
<tr><td>Leistungsziffern (GOÄ, BMÄ, EGO, usw.)</td><td></td><td>............</td><td>............</td><td>............</td></tr>
<tr><td>Diagnosen (z.B. ICD)</td><td></td><td>............</td><td>............</td><td>............</td></tr>
<tr><td>Therapien</td><td></td><td>............</td><td>............</td><td>............</td></tr>
<tr><td>Wer pflegt diese Systeme?</td><td colspan="4">...</td></tr>
</table>

<table>
<tr><th></th><th colspan="4">Bewertungsfaktoren</th></tr>
<tr><th></th><th>vorge-
schlagen</th><th>eigene
Bewertung</th><th>Erfüllungs-
grad</th><th>erworbene
Punktzahl</th></tr>
<tr><td>Übrige Funktionen</td><td></td><td></td><td></td><td></td></tr>
<tr><td><u>Formularerstellung</u></td><td>3</td><td></td><td></td><td></td></tr>
<tr><td>Patientenkarte</td><td></td><td></td><td></td><td></td></tr>
<tr><td>Rezept</td><td></td><td></td><td></td><td></td></tr>
<tr><td>AU-Bescheinigung</td><td></td><td></td><td></td><td></td></tr>
<tr><td>Überweisung</td><td></td><td></td><td></td><td></td></tr>
<tr><td>Einweisung ins Krankenhaus</td><td></td><td></td><td></td><td></td></tr>
<tr><td>Krankentransportschein</td><td></td><td></td><td></td><td></td></tr>
<tr><td>Statistiken und betriebswirtschaftliche
Auswertungen (z.B. Leistungsprofil)</td><td></td><td></td><td></td><td></td></tr>
<tr><td><u>Archivierung (Auslagerung)</u></td><td>1</td><td></td><td></td><td></td></tr>
<tr><td>Administrative Patientendaten</td><td></td><td></td><td></td><td></td></tr>
<tr><td>Medizinische Patientendaten</td><td></td><td></td><td></td><td></td></tr>
<tr><td><u>Textverarbeitung</u></td><td>2</td><td></td><td></td><td></td></tr>
<tr><td>Befundbriefe</td><td></td><td></td><td></td><td></td></tr>
<tr><td>Form-Briefe</td><td></td><td></td><td></td><td></td></tr>
<tr><td><u>Patientenberatung</u></td><td>1</td><td></td><td></td><td></td></tr>
<tr><td>Diätplanung, Medikation, Therapie</td><td></td><td></td><td></td><td></td></tr>
<tr><td><u>Sonstige Funktionen</u>
(Personal-Training, Anschluß an
Großrechner und Datenbanken,
Datenschutz und Datensicherung,
FiBu, Lohn und Gehalt, Materialver-
waltung und -bestellung)</td><td>5</td><td></td><td></td><td></td></tr>
<tr><td><u>Stammdateien</u></td><td></td><td></td><td></td><td></td></tr>
<tr><td>Administrative Patientendaten</td><td></td><td></td><td></td><td></td></tr>
<tr><td>Medikamente</td><td></td><td></td><td></td><td></td></tr>
<tr><td>Leistungsziffern</td><td></td><td></td><td></td><td></td></tr>
<tr><td>Diagnosen</td><td></td><td></td><td></td><td></td></tr>
<tr><td>Therapien</td><td></td><td></td><td></td><td></td></tr>
<tr><td>Krankenkassen</td><td></td><td></td><td></td><td></td></tr>
<tr><td>Adressen (Arztanschriften u.a.)</td><td></td><td></td><td></td><td></td></tr>
<tr><td>Postleitzahlen, Ort</td><td></td><td></td><td></td><td></td></tr>
<tr><td>Medizinische Fachdisziplinen</td><td></td><td></td><td></td><td></td></tr>
<tr><td><u>Plausibilitätsprüfungen</u></td><td>2</td><td></td><td></td><td></td></tr>
<tr><td>Falls ja, welche</td><td></td><td></td><td></td><td></td></tr>
<tr><td>Syntaktische</td><td></td><td></td><td></td><td></td></tr>
<tr><td>Semantische</td><td></td><td></td><td></td><td></td></tr>
<tr><td><u>Benutzerführung</u></td><td>1</td><td></td><td></td><td></td></tr>
<tr><td>Menütechnik</td><td></td><td></td><td></td><td></td></tr>
<tr><td>Kommandotechnik</td><td></td><td></td><td></td><td></td></tr>
</table>

Bewertungsfaktoren

	vorge- schlagen	eigene Bewertung	Erfüllungs- grad	erworbene Punktzahl

Einsetzbarkeit

Praxistypen ....2 ....

Wird die eigene Fachrichtung speziell
unterstützt (mit Sonderprogrammen)?
Werden verschiedene Praxistypen unterstützt?

Organisation ....10 ....

Wieviele Tage dauert die Schulung?
Sind die Kosten dafür im Preis enthalten?
Ist die Schulung zentral (beim Hersteller)
oder beim Arzt?
Wird Organisationsberatung und Unter-
stützung gewährt
(bei Einführung des Arzt-Rechners, beim
Betriebsablauf, bei der Analyse des Be-
triebsablaufs, bei Umstellungen und der
Optimierung des Betriebsablaufs, bei der
Belegerstellung, beim Belegfluß)?

Wartung ....2 ....

Wer führt die Wartung durch?
       - der Hersteller
         - ein Service-Unternehmen
Wie wird die Wartung durchgeführt?
       - vor Ort, telefonisch oder
        per Ferndiagnose

Unterbringung ....1 ....

Wie lange ist die Reaktionszeit
     - 2h, 4h, 8h, 2 Tage oder länger?
Ist beim Arzt-Rechner-Modell Klimati-
sierung erforderlich?
Wie hoch ist der Geräuschpegel auf
1 Meter Entfernung?
Ist ein separater Stromkreis erforderlich?

Kosten und Sonstiges ....10 ....

7 Fragebogen

**GESELLSCHAFT
FÜR STRAHLEN - UND UMWELTFORSCHUNG MBH
MÜNCHEN**

MEDIS

Institut für Medizinische Informatik

und Systemforschung

Arbeitsgruppe Informationssysteme

Ingolstädter Landstraße 1

D-8042 Neuherberg

Telefon 089/31875330

Telex 523125 strald

September 1984

Sehr geehrte Frau Kollegin,
sehr geehrter Herr Kollege!

Das Institut für Medizinische Informatik und Systemforschung (MEDIS) der GSF befaßt
sich im Rahmen seiner Forschung mit der Bewertung von Technologien im Gesundheitswesen. Dabei ist die elektronische Datenverarbeitung eine solche Technologie, und ihre
Auswirkungen auf das System der Gesundheitsversorgung sollen untersucht werden.
Nähere Angaben über das Institut mögen Sie bitte dem beigefügten Blatt entnehmen.

In einem ersten Schritt geht es um eine Zusammenstellung und eine Bestandsaufnahme
der verwendeten Verfahren im primär ärztlichen Bereich; der Einsatz der EDV in der
Praxis des niedergelassenen Arztes wird dabei analysiert. Sie haben ein Arztsystem,
das nach unserem Wissen in mehreren Praxen eingesetzt wird und das Zulassungsverfahren
des Zentralinstitutes für die kassenärztliche Versorgung (ZI) passiert hat.

In der ersten Phase dieser Studie geht es um das Marktangebot, das einen zentralen Teil
des gesamten Projektes ausmacht. Wir wären Ihnen sehr dankbar, wenn Sie den bei-
liegenden Fragebogen bis zum 15. Oktober 1984 ausfüllen würden. Bitte senden Sie ihn

mit einem Prospekt Ihres Arztrechners in dem beigefügten Briefumschlag an uns zurück.
Die Ergebnisse dieser Umfrage werden in Buchform zusammengestellt und Ihnen zur
Verfügung gestellt.
Über eine ausführliche Beantwortung und baldige Rücksendung würden wir uns sehr
freuen, und wir danken Ihnen im voraus.

FRAGEBOGEN
ARZTRECHNER / HERSTELLER-UMFRAGE
(Bitte mit Schreibmaschine oder in Druckschrift ausfüllen!)

FIRMENANGABEN

Name der Firma................ ________________

____

Adresse .... ________________

____

Kontaktperson .... ________________

Telefon .... ________________

Geben Sie bitte den Typ Ihrer Firma an!
Software-Haus .... ☐
Hardware-Hersteller .... ☐   (oben weiter)

ALLGEMEINE MERKMALE DES ARZTRECHNERS

Name des Arztrechners......

____

____

____

____

Neueste Versions-Nr..........

____

Datum der ersten Markt-
einführung ....

|__|__|.|__|__|.|.|__|__
| TT.MM.JJ

Datum der letzten Prüfung
durch das ZI ....

|__|__|.|.|__|__|.|.|__|__
| TT.MM.JJ

Entwicklungsaufwand....... |__|__| Mann-Jahre

Anzahl installierter
Systeme .... |__|__|__|

GRUNDAUSSTATTUNG DES ARZTRECHNERS

Geben Sie bitte an, welche Hardware bei Ihrem Arztrechner typischerweise eingesetzt wird!

Anzahl der Scheine für die
die Grundausstattung
ausgelegt ist .... |__|__|__|__|

Rechnertyp .... ____________________

____

Prozessor .... ____________________

Arbeitsspeicher.................. |__|__|__|__| KB

Bildschirm:
Anzahl Bildschirme....... |__|

Anzahl Zeilen .... |__|__|

Anzahl Zeichen pro Zeile |__|__|

Anzahl Helligkeitsstufen |__|__|

Bitte zutreffende Merkmale des
Bildschirms ankreuzen:
Blinken möglich .... ☐
Invertierte Darstellung . ☐

Datenträger:
Kassette .... Anzahl |_| X |_|_|_|_| KB

Diskette .... Anzahl |_| X |_|_|_|_| KB

Magnetband .... Anzahl |_| X |_|_|_|_| KB

Magnetplatte .... Anzahl |_| X |_|_|_| MB

(oben weiter)

Unterstreichen möglich. ☐
Schreibschutz möglich ... ☐
Blockmode möglich .... ☐
Groß- u. Kleinschreibung ☐
Getrennte Tastatur
und Bildschirm .... ☐
DIN-Tastatur .... ☐
Farbig .... ☐
   <u>Falls ja</u>, Anzahl Farben |_|_|
   <u>Falls nein</u>, Schrift- und
   Hintergrundfarben .....

____
____

Grafikfähigkeit.............. ☐
<u>Falls ja</u>, Auflösung
(hor. X vert.) .... |_|_|_|_| X
               |_|_|_|_| Pixel

Welche Drucker kommen bei dem Arztrechner zum Einsatz?

Matrixdrucker:
Name .... ________________________

____

Druckgeschwindigkeit... |_|_|_| Zeichen/Sek.

Schreibbreite.................. |_|_|_| Zeichen/Zeile

Matrix (hor. X vert.) ...... |_|_| X |_|_| Punkte

Bitte kreuzen Sie an, welche Merkmale zutreffen:
Deutscher Zeichensatz... ☐

Proportionalschrift .... ☐
Verschiedene Schrift-
arten .... ☐
Einzelblatteinzug .... ☐
Variable Schriftbreite.... ☐
Variable Schrifthöhe ..... ☐

Typenraddrucker:
Name .... ________________________

____

Druckgeschwindigkeit... |_|_|_| Zeichen/Sek.

Schnittstellen:
Bildschirmtextanschluß. ☐
Datex-P Anschluß .... ☐
Anschluß über Wähl-
leitung .... ☐
327X-Steuereinheit .... ☐

Sonstige Schnittstellen...

____
___

____
____

Kreuzen Sie bitte an, welche der folgenden
Eingabe-Möglichkeiten bei dem
Praxisrechner
softwaremäßig unterstützt werden:
Markierungsbelege........ ☐
Barcode .... ☐
OCR / Klarschrift-
belege .... ☐
Graphisches Tablett /
Digitizer .... ☐
Lichtgriffel .... ☐
Mouse .... ☐
Sprache........................ ☐

Andere ....

____
___

____
____

Schreibbreite .... |_|_|_| Zeichen/Zeile

Bitte kreuzen Sie an, welche Merkmale zutreffen:
Deutscher Zeichensatz... ☐
Proportionalschrift .... ☐
Einzelblatteinzug .... ☐

Sonstiger Drucker:
Name .... ____________________________

____

Typ .... ____________________________

Druckgeschwindigkeit .. |_|_|_| Zeichen/Sek.

Schreibbreite .... |_|_|_| Zeichen/Zeile

Bitte kreuzen Sie an, welche Merkmale zutreffen:
Deutscher Zeichensatz... ☐
Proportionalschrift .... ☐
Einzelblatteinzug .... ☐

(oben weiter)

MAXIMALE AUSSTATTUNG DES ARZTRECHNERS

Anzahl der Scheine für die
die max. Konfiguration
ausgelegt ist .... |_|_|_|_|

Rechnertyp .... ______________________

____

Prozessor .... ______________________

Max. Kapazität des
Arbeitsspeichers .... |_|_|_|_| KB

Max. Speicherkapazität aller
Datenträger, die gleichzeitig
im Zugriff sein können:

   Diskette(n) .... |_|_|_|_| KB

   Magnetplatte(n) .... |_|_|_| MB

Max. Anzahl Bildschirme
(Benutzer).......................... |_|_|

Max. Anzahl Drucker......... |_| (oben weiter)

Spezialisierte Geräte für Dateneingabe, Daten-
ausgabe oder für andere Zwecke
(z.B. Belegleser, Adrema-Drucker):

Gerät	Aufgabe	Max. Anzahl
______________	____________	|_|
______________	____________	|_|
______________	____________	|_|
______________	____________	|_|
______________	____________	|_|

Künftige Hardware-Erweiterungen:

____

____

____

SYSTEM-SOFTWARE

Welche System-Software wird bei Ihrem Arztrechner eingesetzt?

Betriebssystem:
   Name .... ______________________

Für den Benutzer
zugänglich [1] .... ☐

Programmiersprachen:

	Bei Arztrechner-Software verwendet	Für Benutzer zugänglich [1]
Assembler	☐	☐
Basic	☐	☐
Cobol	☐	☐
Sonstige .... ☐		

   Falls ja:
      Welche? .... ______________________

Welche sind für den
Benutzer zugänglich[1]? ______________________

(oben weiter)

Datenbanksystem (Datenhaltungssystem):
   Name .... ______________________

Für den Benutzer
zugänglich [1] .... ☐

Zugriffsmethoden bzw. Formen
der Dateiorganisation:
   Sequentiell .... ☐
   Direkt........................... ☐
   Index-sequentiell .... ☐

Hilfsprogramme und andere
Software-Komponenten
(z.B. Editor, Debugger, Sort,
Generatoren) .... ☐
   Falls ja:
      Welche? .... ______________________

Welche sind für den
Benutzer zugänglich [1]?.. ______________________

[1] *Verwendbarkeit von System-Komponenten für den Benutzer*
(z.B. für Modifikationen oder zur Entwicklung eigener Software-Module)

FUNKTIONEN DES ARZTRECHNERS

Kreuzen Sie bitte Zutreffendes an!

ADMINISTRATIVE FUNKTIONEN

Abrechnung:
Privatliquidation .... ☐
Kassenabrechnung .... ☐
Erinnerungsverfahren (z.B. Anmahnung) .... ☐

Patientenverwaltung:
Terminplanung (z.B. für Sprechstunde und Labor). ☐
Einbestellung (z.B. bei Dauerbehandlungs- bzw.
Risikopatienten) .... ☐

Formularerstellung:
Patientenkarte .... ☐
Rezept .... ☐
AU-Bescheinigung .... ☐
Überweisung .... ☐
Einweisung ins Krankenhaus .... ☐
Krankentransportschein .... ☐

Statistik und betriebswirtschaftliche Auswertungen
(z.B. Leistungsprofil) .... ☐

<u>Falls ja</u>, welche? ....________________

Andere administrative
Funktionen ....____________________

(oben weiter)

MEDIZINISCHE FUNKTIONEN

Medizinische Dokumentation:
Anamnese .... ☐
Diagnostik:
Symptomatik, Befund .... ☐
Diagnose-Unterstützung .... ☐
Therapie:
Verordnungen .... ☐
Therapie-Planung .... ☐
Therapie-Überwachung .... ☐
Therapie-Unterstützung .... ☐

Sonstige:
Wissenschaftliche Auswertungen
(z.B. Diagnose-Statistik) .... ☐
Literaturservice .... ☐
Terminplanung für Zusatzeinrichtungen
(z.B. Massagen) .... ☐
Automatische Zuordnung zwischen Medikamenten,
Diagnosen und Leistungen .... ☐
Behandlung von Labordaten .... ☐
Anschluß von Laborgeräten .... ☐
Anschluß von EKG-Geräten .... ☐

Andere medizinische
Funktionen ....____________________

(oben weiter)

ARCHIVIERUNG (AUSLAGERUNG)

Administrative Patientendaten .... ☐
Medizinische Patientendaten .... ☐
Erstellte Dokumente .... ☐

(oben weiter)

TEXTVERARBEITUNG

Befundberichte .... ☐
Form-Briefe .... ☐

PATIENTENBERATUNG

Diätplanung .... ☐
Medikation .... ☐
Therapie .... ☐

(oben weiter)

SONSTIGE FUNKTIONEN

Personal-Training .... ☐
Anschluß an Großrechner .... ☐
Anschluß an Datenbanken (Faktenbanken) .... ☐
Datenschutz und Datensicherung .... ☐
Finanz-Buchhaltung, Lohn und Gehalt .... ☐
Materialverwaltung und -bestellung .... ☐

118

STAMMDATEIEN

Administrative Patientendaten .... ☐
Medizinische Patientendaten .... ☐
Medikamente .... ☐
Medikamenten-Gruppen .... ☐
Leistungsziffern .... ☐
Diagnosen .... ☐
Therapien .... ☐
Krankenkassen .... ☐
Adressen (Arztanschriften u.a.) .... ☐
Postleitzahlen / Ort .... ☐
Medizinische Fachdisziplinen .... ☐

(oben weiter)

SCHLÜSSELSYSTEME

Medikamente (z.B. Rote Liste) .... ☐
Leistungsziffern (GOÄ, BMÄ, EGO, usw.) .... ☐
Diagnosen (z.B. ICD) .... ☐
Therapien .... ☐

Pflegen Sie diese Schlüsselsysteme? .... ☐

Zusätzliche Funktionen, Dateien bzw. Schlüsselsysteme:

____

____

____

Geplante Erweiterungen oder Änderungen des
Leistungsumfangs:

____

____

____

(oben weiter)

Bemerkungen:

____

____

____

DATEI-BEZOGENE SPEICHERKAPAZITÄT

Geben Sie bitte die maximalen Datei-Größen an!

	Max. Anzahl Datensätze/Datei
Administrative Patienten-daten	I_I_I_I_I
Medizinische Patienten-daten	I_I_I_I_I
Medikamente	I_I_I_I_I
Leistungsziffern	I_I_I_I_I
Diagnosen	I_I_I_I_I
Therapien	I_I_I_I_I

(oben weiter)

Andere Dateien vorhanden....☐

Falls ja:	Datei-Bezeichnung	Max. Anzahl Datensätze/Datei
	_________________________	I_I_I_I_I
	_________________________	I_I_I_I_I
	_________________________	I_I_I_I_I
	_________________________	I_I_I_I_I

KRITERIEN FÜR SOFTWARE-DESIGN

Arztrechner-Dialog:
Maskenorientiert .... ☐
Zeilenorientiert .... ☐
  Falls maskenorientiert [2]:
  Eigenschaften der Bild-
  schirmmasken:
    Einheitlicher Aufbau.... ☐
    Einheitliche Benutzer-
    Kommandos .... ☐
    Einheitliche Fehler-
    meldungen..................... ☐
    Verschiedene Schrift-
    typen (z.B. kursiv, fett).. ☐
    Darstellung semi-
    graphischer Elemente (z.B.
    Linien, Umrahmungen) ☐
    Andere Merkmale......... ____________________

Eingabedaten werden
Plausibilitätsprüfungen
unterzogen .... ☐
  Falls ja, welchen?
    Syntaktische / formale
    (z.B. Kontrolle der
    Formate u. Feldlängen).. ☐
    Semantische / logische
    (z.B. Codierungsbereiche)☐
    Pragmatische / kon-
    textuelle (Zusammen-
    hangsfehler) .... ☐

Benutzerführung:
Welche Technik kommt bei dem Praxisrechner zum Einsatz?
  Menütechnik................. ☐

  Falls ja, Anzahl Menüs |__|__|__|

  Kommandotechnik .... ☐
  Falls ja:
    Anzahl Kommandos... |__|__|__|
    Kommandos mit Para-
    metern vorhanden ..... ☐
    Abgekürzte
    Kommandos .... ☐
    Langkommandos .... ☐
    Verbos-Mode (d.h. kurze
    Kommandos werden zu
    langen Kommandos
    ergänzt) .... ☐
  Andere Technik .... ____________________

Help-Funktionen
vorhanden .... ☐
  Falls ja, wofür?
    Funktionen .... ☐
    Fehlermeldungen .... ☐
    Eingabe-Schlüssel und
    -Codes .... ☐
    Sonstiges .... ____________________

(oben weiter)

(2) *Bitte fügen Sie einen Muster-Satz der verwendeten Bildschirmmasken bei!*

In welchen Bereichen wurden Design-Richtlinien eingesetzt?
  Prozeduren, Macros,
  Programme .... ☐
  Dialogaufbau .... ☐
  Benutzerführung .... ☐
  Listenaufbau .... ☐

  Datei-Struktur.............. ☐
  Medizinische
  Dokumentation .... ☐
  System-Dokumentation ☐
  Sonstige .... ____________________

(oben weiter)

UNABHÄNGIGKEIT DER ARZTRECHNER-SOFTWARE

Von der Hardware .... ☐
Von dem Betriebssystem.... ☐

EINSETZBARKEIT DES ARZTRECHNERS

UNTERSTÜTZTE FACHRICHTUNGEN

Allgemeinmedizin .... □

Kinderheilkunde .... □

Chirurgie .... □

Dermatologie .... □

Innere Medizin .... □

Augenheilkunde .... □

Neurologie .... □

Neurochirurgie .... □

Psychiatrie .... □   (oben weiter)

Gynäkologie .... □

Orthopädie .... □

HNO-Heilkunde .... □

Urologie........................ □

Radiologie .... □

Röntgenologie .... □

Nuklearmedizin............ □

Andere Fachdisziplinen _______________

UNTERSTÜTZTE PRAXIS-TYPEN

Einzelpraxis.................. □

Gemeinschaftspraxis..... □

Praxisgemeinschaft ...... □

In welchen KV-Bezirken wird der Praxisrechner eingesetzt?

Schleswig-Holstein......... □

Hamburg .... □

Bremen .... □

Niedersachsen .... □

Westfalen-Lippe .... □

Nordrhein...................... □

Hessen .... □

Koblenz .... □

Rheinhessen .... □   (oben weiter)

Pfalz .... □

Trier .... □

Nordbaden .... □

Südbaden .... □

Nordwürttemberg .... □

Südwürttemberg........... □

Bayern .... □

Berlin .... □

Saarland .... □

ORGANISATORISCHE MASSNAHMEN

EINFÜHRUNG UND SCHULUNG

Schulungsaufwand .... |_|_| Tage

Schulungsort:

  Zentral (z.B. beim Arzt-

  rechner-Hersteller)...... □

  Beim Arzt .... □

ORGANISATIONSBERATUNG UND -UNTERSTÜTZUNG

Bei der Einführung des

Arztrechners .... □

Bei dem Betriebsablauf.. □

Bei Umstellungen .... □

Bei der Analyse des

Betriebsablaufes .... □   (oben weiter)

Bei der Optimierung des

Betriebsablaufes .... □

Bei der Belegerstellung.. □

Bei dem Belegfluß .... □

WARTUNG

Durch:
Arztrechner-Hersteller ☐
Service-Unternehmen ☐

(oben weiter)

Art der Wartung:
Vor Ort .... ☐
Telefonisch.................... ☐
Ferndiagnose .... ☐

UNTERBRINGUNG

Klimatisierung
erforderlich .... ☐
Geräuschpegel auf
1 Meter Entfernung:
Gesamtsystem .... |_|_|_| dB

Drucker .... |_|_|_| dB

(oben weiter)

Separater Stromkreis
erforderlich .... ☐
Erforderliche Daten-
leitungen und -Anschlüsse:
Koaxialkabel .... ☐
4-Draht-Leitung .... ☐
Sonstiges .... _______________

ARZTRECHNER-KOSTEN

Preise für

	Hardware		Software	
	Grundausstattung	Max. Ausstattung	Grundausstattung	Max. Ausstattung
Kauf	|_|_|_|_|_|_| DM	|_|_|_|_|_|_| DM	|_|_|_|_|_|_| DM	|_|_|_|_|_|_| DM
Wartung	|_|_|_|_| DM	|_|_|_|_| DM	|_|_|_|_| DM	|_|_|_|_| DM
Miete bzw. Leasing /Monat (einschließlich Wartung)	|_|_|_|_| DM	|_|_|_|_| DM	|_|_|_|_| DM	|_|_|_|_| DM
Beratung / Manntag.......	|_|_|_|_| DM			
Schulung / Tag	|_|_|_|_| DM			
Wartung / h	|_|_|_|_| DM			
Programmierung /h	|_|_|_|_| DM			

Für wie groß halten Sie Ihren Marktanteil?..............|_|_| %

Wie beurteilen Sie die mittelfristige Entwicklung
des Marktes?..|_|_| prozentuale Steigerung / Jahr

Nennen Sie bitte Referenzinstallationen
(evtl. auf gesondertem Blatt)............................... ___________________________

____

____

Vielen Dank für Ihre Mitarbeit!

8 Anhang

Beraterliste

GAP Workshop für Arztpraxis-Beratung
Stamnitzstr. 19
6800 Mannheim 1
(0621/374376/375819)

Neutrale EDV-Beratung für die Arztpraxis
Ingrid Mohr--Schröter
Nauroder Str. 80a
6200 Wiesbaden-Bierstadt
(06121/564261)

Privatärztliche Verrechnungsstelle Westfalen Nord. e.V.
z.Hd. Herrn Lamers
Südstr. 26
4400 Münster
(=251/490779)

Dr.-Ing. M. Fansa
EDV-Berater
Müllenberg 5a
5067 Kürten-Bechen
(02268/2317)

L. Kuschka
EDV- und Organisationsgesellschaft mbH
Augsburger Weg 2
4044 Kaarst 1
(02101/67163)

Ingrid Olufs
Unternehmensberatung für Ärzte
Klosterstr. 29
5030 Hürth-Efferen
(02233/63731)

Arzt-Rechner-Hersteller

Die Liste enthält alle Hersteller, die den Fragebogen beantwortet haben, und hat folgenden Aufbau:

Nr. wie in Cluster-Analyse
Firmenname
Straße
Ort
Telefon
Ansprechpartner
Systemname
Versionsnummer

Nr. 1
abacus MediCom Vertriebsgesellschaft
für EDV in der Medizin mbH
Weilimdorfer Str. 47
7015 Korntal-M.1
0711/836054
Dipl.-Ing. Langguth
EVA
1I

Nr. 2
adacomp-software
Busdorfmauer 10
4790 Paderborn
Hr. Hoerster
MEDICOMP

Nr. 3
ADVANA Arzt-Computer Systeme
Kinzigheimer Weg 109
6450 Hanau 1
06181/31099
Dr. Haase
ARCOS

Nr. 4
L. Bechtloff Computer Systeme
Perlenweg 1
5063 Overath 6
02207/6777
L. Bechtloff
GNOM-GYN

Nr. 5
L. Bechtloff Computer Systeme
Perlenweg 1
5063 Overath 6
02207/6777
L. Bechtloff
GNOM-LAB

Nr. 6
Biomedix GmbH & Co. Medizintechnik
Basler Str. 7 c
7850 Lörrach
07621/747052
Hr. Schneider
MIGVAP
2.3

Nr.7
Beaugrand Datentechnik
Berliner Str. 2-6
6056 Heusenstamm
06104/3313
Fr. Schunack
MEDICOM

Nr.8
Bürozentrum Oberland
Krumpperstr. 12
8120 Weilheim
0881/4222
Hr. Moser
OLIVETTI M24,M30,M40
3.1

Nr. 9
CLIV GmbH & Co.KG
Wolfratshauser Str. 44
8021 Baierbrunn
089/7934295
Dr. med. Hammerschmid
CLIV 650,600,550,450
CL2.1C

Nr. 10
Data Control Datensysteme GmbH
Hoher Wall 26
4600 Dortmund 1
0231/144424
Hr. Kalthof + Hr. Kvareck
MEDO
1.03

Nr. 11
DPS - Data Process Service Gesellschaft
für Datenverarbeitung mbH & Co.KG
Albert-Einstein-Str.3
5632 Wermelskirchen 1
02196/97-0
Hr. Müller
IBM /34 /36

Nr. 12
DCS - Dransdata Computer Systeme
Handelsgesellschaft mbH
Ernst-Barlach-Weg 7
3400 Göttingen
0551/71031
Hr. Sommer
BASF 7130
9

Nr. 13
DCS - Dransdata Computer Systeme
Handelsgesellschaft mbH
Ernst-Barlach-Weg 7
3400 Göttingen
0551/71031
Hr. Sommer
SIEMENS PC 16-11

Nr. 14
DCS - Dransdata Computer Systeme
Handelsgesellschaft mbH
Ernst-Barlach-Weg 7
3400 Göttingen
0551/71031
Hr. Sommer
SEIKO 8600

Nr. 15
Dudeck & Graafmann Gbr.
Schloßstr. 38
4650 Gelsenkirchen
0209/57391
Hr. Graafmann + Hr. Dudeck
APRIS
2.3

Nr. 16
Einhaus Computerprogramme für Ärzte
Combahnstr. 20
5300 Bonn 3
0228/461591
Fr. Einhaus
System Dr. Einhaus

Nr. 17
GMS - Gesellschaft für
Medizinische Softwareentwicklung
Radeberger Str. 14
6800 Mannheim 31
0621/709800
PRAXIS 23-1

Nr. 18
St. Heinz Datensysteme
Zeppelinstr. 69
8000 München 80
089/4487717
Hr. Stroebel
PVS

Nr. 19
Heinrich & Sasko Datensysteme
Ingenieurgesellschaft mbH
Schloßstr. 1 a
4630 Bochum 1
0234/43911
Hr. Faltin
MEDAT

Nr. 20
IBOSS-Unternehmensberatung
Isarstr. 64
2800 Bremen 1
0421/501410 + 541241
Hr. Welk
MEDVAS
2.0

Nr. 21
I. Burg Medizinische Software
Nansenstr. 7
6744 Kandel
07275/2429
Hr. Burg
IBU-PRAXIS
REL. 2.0

Nr. 22
INPRAXI GmbH
Große Teilung 19 a
6141 Einhausen/Bergstraße
06251/54619
Hr. Seidel
EGERIA

Nr. 23
IC INTACOM GmbH
Friedrich-List-Str.32
7022 Leinfelden-Echterdingen
0711/797043
Hr. Lehnich
COMED

Nr. 24
Klaff & Seltmann Software-Partner
Adenauerstr.16
4708 Kamen
02307/15415
Th. Seltmann
MEDI-CAL

Nr. 25
König & Mentz EDV-Dienst
Speyerer Str. 41 c
6703 Limburgerhof
06236/8595
Hr. König
PRAXIS

Nr. 26
König & Mentz EDV-Dienst
Speyerer Str. 41 c
6703 Limburgerhof
06236/8595
Hr. König
PRAXIS

Nr. 27
Software Ley GmbH
Unterster Weg 61
5024 Pulheim
02238/58330
Hr. Schwindling
Praxiscomputer Ley
83/4

Nr. 28
M.A.I-Deutschland GmbH
Hahnstr. 31-35
6000 Frankfurt/M. 71
069/6691-314
Hr. Albers
M.A.I

Nr. 29
MEDATA GmbH
Kolpingring 8
8024 Deisenhofen
089/6135008
Hr. Eisenbach + Hr. Bode
PRAX 90

Nr. 30
Medic Data Hard-u. Software GmbH
Haugerring 5
8700 Würzburg
0931/50401-50403
Hr. Jabs
MEDIC

Nr. 31
Dr. Michaelis Datentechnik
Ossenhöfe 11
2804 Bremen-Lilienthal
04298/1576
Dr. Michaelis
MIAS + ALLMED2
ALLMED2

Nr. 32
MCS - Modulare Computer und
Software Systeme AG
Abraham-Lincoln-Str. 7
6200 Wiesbaden
06121/713051 - 713058
Hr. Weber
MCS-INA
04.01.01

Nr. 33
MUMPS Systems B. G. Cordes
Im Vogelseen 11
6056 Heusenstamm
06106/9135
Hr. Cordes
MUMPS PRAXIS
3.1.

Nr. 34
Nixdorf Computer AG
Vertriebszentrum Medizin
Unterer Frankfurter Weg
4790 Paderborn
05251/305-130
Hr. Seliger
MEDIAS-S,MEDIAS-D
0.3

Nr. 35
Olympia Werke AG
Hahnstr. 41
6000 Frankfurt/M. 71
069/6685320
Hr. Freund
Olympia Arztcomputer
REL. 2.3

Nr. 36
Ondat Computer GmbH
Brüderstr. 2 a
4783 Anröchte
02952/2078
Hr. Offergeld
INFORMAT MEDICUM

Nr. 37
Philips AG
Unternehmensbereich Philips Data Systems
Weidenauer Str. 211-213
5900 Siegen
0271/4040
Hr. Henrichs
VARIAL 3000 Arzt

Nr. 38
Pitney Bowes Deutschland GmbH
Tiergartenstr. 7
6148 Heppenheim
06252/708-1
Hr. Jeuthe
Dorsymed

Nr. 39
S + N EDV-Beratung GmbH
8411 Pettendorf
09409/979
Hr. Neuhoff
PRAXIS

Nr. 40
Joachim Szonn Softwaresysteme
Wilhelm-Ehlers-Weg 9
2208 Glückstatt
04124/5509
Hr. Szonn + Hr. Brandt
MICRO-MED
2.05

Nr. 41
Tappeser Informatik GmbH
Platanenweg 12
5840 Schwerte 3
02304/67339
Hr. Tappeser
ADAM

Nr. 42
TECHNOSOFT GmbH
Großhesseloher Str. 21
8000 München 71
089/7912194
Dr. Eneff + Fr. Haller
TECHNOSOFT Arzt Computer System

Nr. 43
Thiehoff-Praxis-Computer-Systeme
Ingenieurbüro
Berlingerweg 6
7768 Stockach
07771/7295
Hr. Thiehoff
PRAXIS-SOFT 2000
X/U

Nr. 44
textware GmbH
Merlostr. 4
5000 Köln 1
0221/725052
Hr. Ulpe
DIGNOS

Nr. 45
praxis Team R.R.Wolff GmbH
Am Wald 3
7238 Oberndorf
07423/4994
Hr. Zimmermann
SORV
2.03

Nr. 46
Siemens AG
Bereich Kommunikations- und Datentechnik
Otto-Hahn-Ring 6
8000 München 83
089/636-3784 + 636-45851
Hr. Hummel + Fr. Steck
SISYMED

Nr. 47
Dr.K.H.Metzner
Medizinische Computer und Informationssysteme
Spießgasse
6500 Mainz 1
06131/227106
Fr. Kretschmann
PROMEDI

Adressen weiterer Institutionen:

Deutsches Institut
für Medizinische Dokumentation
und Information
Weißhausstraße 27
5000 Köln 41

Zentralinstitut (ZI)
für die kassenärztliche Versorgung
in der Bundesrepublik Deutschland,
- EDV-Beratungsstelle-
Ottostr. 1
5000 Köln- 40
Tel.: 02234/76056 - 59

9 Literaturverzeichnis

<ALBE1> Albrecht, S., Meinzer, H.P.: INSTANT2. Ein Dialogprogramm zur Erstellung von Graphiken. Technical Report Nr. 21/1981, Deutsches Krebsforschungszentrum, Heidelberg, 1981

<ARMB1> Armbruster, A.: Gestaltung des Arbeitssystems Bildschirmarbeitsplatz. Das Krankenhaus 9, 1980, S. 339-341

<ARNO1> Arnold, G.: Bildschirmarbeit. Die BG 12, 1978, S. 684-685

<BALL1> Ball, M.J. (Hrsg.): How to select a computerized hospital. Karger, Basel München Paris London New York Sydney, 1973

<BEET1> Beetz, J.: Flexible Dialoggestaltung bei interaktiven Programmen. IBM Nachrichten, Heft 216, 1973, S. 719-722

<BERG1> Bergmann, L., Möhrle, R.: Datenschutzrecht, Handkommentar zum Bundesdatenschutzgesetz. Boorberg, Stuttgart München Hannover, 1977

<BLU84> Blum, B.I. (Hrsg.): Information Systems for Patient Care. Springer, New York, 1984

<BMI1 > BMI, Unterlagen des -, Geschäftszeichen 195 846 I

<BUND1> Bundesdatenschutzgesetz. Bundesgesetzblatt I, 27.1.77, S. 201

<BURH1> Burhenne, W.E., Perband, K. (Hrsg.): EDV-Recht. Erich Schmidt, Berlin Bielefeld München, 1980

<CARL1> Carliste, J.H.: Comparing Behavior at Various Computer Display Consoles in Time-Shared Legal Information. Rand Corporation, 1970

<CHUR1> Church, L.: Are you sitting comfortably. (VDU Ergonomics and health hazards). Comput. Manage. (GB), Jan. 1981, S. 28-32

<CONR1> Conrads, H. von.: Die Beurteilung der Arbeit an Datensichtgeräten aus augenärztlicher Sicht. Zbl. Arbeitsmed. 9, 1978, S. 256-258

<DEMI1> Demillo, R.A., Dobkin, D.: Recent Progress in Secure Commutation. Proceedings of COMPSAC 78 Computer Software and Application Conference. IEEE, New York, 1978, S. 209-214

<ENGE1> Engelbrecht, R., Köhler, C. O.: Metrische Methode zur Rechnerauswahl. Krankenhauskalender 1982. Ecomed, Landsberg, 1981, S. 398-414

<EXLE1> Exley, M., Hardinge, N.: Computers for People-Designing 'Human' Systems. Manage. Serv. Gov. (GB) 31, 1976, S. 200-208

<FRAN1> Frank, J.: Zur Problematik von Standard-Softwareverträgen. Bürotechnik 11, 1977, S. 51-55

<GEIS1> Geiss, E.: Kriterien für die Auswahl und Installation von Praxis-Rechnern. EDV-Hauptausschuss der Kassenärztlichen Bundesvereinigung, Köln, 1980

<GRAE1> Gräf, M., Greiller, R., Hecht, G.: Datenverarbeitung im Realzeit-betrieb. Oldenbourg, München Wien, 1972

<GRIE1> Griesser, G.G. et al. (Hrsg): Dataprotection in Health Information Systems. Considerations and Guidelines. North Holland Publishing Company, Amsterdam New York, 1980

<GRIE2> Griese, J.: Software-Ergonomie. Angew. Informatik 4, 1982, S. 230-235

<HEIN1> Heinrich, L.J.: Computerleistung am Arbeitsplatz. Oldenbourg, München Wien, 1978

<HOFF1> Hoffmann, H.-J.: Betrachtungen zum Entwurf interaktiver Systeme. In: Blaser, A., Hackl, C.: Interactive Systems. LNCS 49: 38-91 (1977)

<HORI1> Horine, D.A.: Innovative package design enhances HP3000 effec-tiveness. Hewlett-Packard Journal (USA) 30, Juni 1979, S. 26-30

<HSIA1> Hsiao, D.K.: Computer Security and Privacy. Nav. Res. Rev. (USA) 31, Jan. 1978, S. 21-26

<HUF85> Hufnagel, H.-D.: Marktuntersuchung für Laborsysteme. In: Köhler, C.O., Schlaefer, O.P. (Hrsg.): EDV-Einsatz im Krankenhauslabor. Ecomed, Landsberg, 1985, S. 27-58

<KAUF1> Kaufmann, P.: Portabilitätsbetrachtungen über COSTAR anhand der Implementation des Terminierungsmoduls. Diplomarbeit, Fachbereich Medizi-nische Informatik, Universität Heidelberg - Fachhochschule Heilbronn, 1981

<KBV84> Geiss, E., Mohr, G.: Kassenärztliche Abrechnung mit Praxis-Compu-tern. Deutscher Ärzteverlag, Köln, 1984

<KILI1> Kilian, W., Porth, A.J., (Hrsg.): Juristische Probleme der Datenverar-beitung in der Medizin. Medizinische Informatik u. Statistik Band 12, Springer, Berlin Heidelberg New York, 1979

<KING1> Kingslake, R.: Access control requirements for privacy and security. Inf. Privacy (GB) 1, 1979, S. 312-314

<KLAR1> Klar, R., Pietrzyk, P.: Datenschutzprobleme in einem Krankenhaus-informationssystem. In: Barber, B., Gremy, F., Überla, K., Wagner, G. (Hrsg.): Medical Informatics. Berlin, 1979

<KOE85> Köhler, C.O., Schaefer, O.P.: Computer in der Arztpraxis. Ecomed, Landsberg, 1985

<KÖHL3> Köhler, C.O.: Allgemeine Kriterien zur Auswahl kleinerer Rechnersysteme. Teil 3: Schnittstellen, Human Factors, Marketing Faktoren, Preise und Bewertungen. Ärztl. Lab. 23, 1977, S. 431-438

<KÖHL4> Köhler, C.O.: Ziele, Aufgaben, Realisation eines Krankenhaus-Informationssystems. Bd. 36 Medizinische Informatik. Springer, Berlin Heidelberg New York, 1982

<KRIS1> Krispien, E.: Arbeitsplätze an Bildschirmgeräten. Zbl. Arbeitsmed. 9, 1978, S. 258-262

<KRUE1> Krüger H., W. Müller-Limmroth: Arbeiten mit dem Bildschirm - aber richtig. Bayrisches Staatsministerium für Arbeit und Sozialordnung, München, 1980

<KUEN1> Künkel, H., et al.: Untersuchungen zum Einfluß von Bildschirm-Arbeitsplätzen auf die psychophysische Belastung. Das Krankenhaus 9, 1980, S. 328-335

<KUPK1> Kupka, I., Wilsing, N.: Dialogsprachen. Teubner, Stuttgart, 1975

<LANE1> Lane, V.P., Wright, F.G., Bracchi, G., Lockemann, P.C. (Hrsg.): Human Resources systematically applied to ensure Computer Security. Springer, Berlin Heidelberg New York, 1978

<LIPP1> Lippold, D.: BDU präsentiert neue 'Allgemeine Auftragsbedingungen'. Online 5, 1978, S. 11-13

<LONN1> Lönneker, W.: The 'Window to the Computer' between Rationalization and Humanization. Bürotechnik 27, 1979, S. 108-10

<MAR81> Martin, J. : Vortrag "Software User Conference", Mai 10-14, 1981, Innisbrook, USA, 1981

<MART1> Martin, J.: Systems Analysis for Data Transmission. Prentice-Hall, Englewood Cliffs, N.J., 1972

<MART2> Martin, J.: Design of Man-Computer Dialogues. Mc Graw-Hill, Englewood Cliffs, N.J., 1973

<MART3> Martin, J.: Principles of Data-Base Management. Prentice Hall, Englewood Cliffs, N.J., 1976

<MEIN1> Meinzer, H.P.: Command Languages in Application Programming. In: Lindberg, D.A.B., Kaihara S. (Hrsg.): Medinfo 80. North-Holland Publishing Company, Amsterdam New York Oxford, 1980, S. 719-722

<MEIN2> Meinzer, H.P., Alberts, S.: An Interactive Graphic Command Language. In: Lindberg, D.A.B., Kaihara, S. (Hrsg.): Medinfo 80. North-Holland Publishing Company, Amsterdam New York Oxford, 1980, S. 1107-1110

<MERT1> Mertens, P.: Die technische Gestaltung von Bildschirm-Dialogen. Online 9, 1977, S. 670-675

<MOE81> Möhr, J.R. : The computer in the doctor's office; Meth. Inform. Med. 20 (1981), S. 217-222

<MOEH1> Möhr, J.R., Köhler, C.O. (Hrsg.): Datenpräsentation. Medizinische Informatik und Statistik Band 14.. Springer, Berlin Heidelberg New York, 1979

<MUEL1> Müller-Limmroth, N.: Visual Display Units at the Workplace. IBM-Nachr. 31, No.253, 1981, S. 29-31

<MURR1> Murray, W.H. (Data processing Div., IBM Corp. Irving, TX, USA): Good security practices. EDPACS (USA) 8, No.4, 1980, S. 1-6

<PALM1> Palme, J.: Interactive Software for Humans: National Technical Information Service. U.S. Department of Commmerce, Springfield, 1975

<PAVI1> Pavic, V.: The planning of man-computer dialogue. Informatologia Yugoslavica 12, 1980, S. 1-2

<PEAR1> Pearce, B.G.: Human and Machine. Reprog. Q. (GB) 13, 1980, S. 139-141

<PEIS1> Peisl, A. : Man in the focus of computer development. Data Rep. (Germany) 1, 1975, S. 4-7

<PEIS2> Peisl, A. : Development trends in data processing, with special reference to man-machine interfaces. VDE Fachberichte (Germany) 31, 1980, S. 116-125

<PETE1> Peters, T.: Ergonomics and Medical Aspects of Office Design. Bürotechnik 27, 1979, S. 694-705

<PORT1> Porter, N.: What should we do about computer security. Inf. Privacy (GB) 2, 1980, S. 75-79

<RAMS1> Ramsey, H.R., Atwood, M.E.: MMI (Man-Machine-Interaction) design guidance: State of the art. Proceedings of the International Conference on Cybernetics and Society, IEEE, New York, 1980, S. 579-582

<REFA1> REFA - Verband für Arbeitsstudien und Betriebsorganisation e.V.. Methodenlehre der Organisation für Büro und Verwaltung. Teil 1 - 4. Druckhaus Darmstadt, Darmstadt, 1981 (Vorabdruck)

<REI80> Reichertz, P.L. : Praxiscomputer im Routinetest. Deutscher Ärzteverlag, Köln, 1980

<ROHL1> Rohlfs, S.: Antwortzeiten im Dialog. Online 9, 1977, S. 676-677

<SAND1> Sandscheper, G.: Data Protection Stations in the Organisation and in Software. Online 10, 1978, S. 763-767

<SAZO1> Sazotti, A.: The functional aspects of a work station. Data Processing and Information 2, Paris, Convention Inf., 1980, S. 112-118

<SCHE1> Scheer, A.-W.: Fünf Thesen zur Wirtschaftslichkeitsrechnung - Ausweg durch Simulation. Online 10, 1978, S. 792-796

<SCHM1> Schmitz, H.H.: Hospital Information Systems: Know What You're Looking For Hospitals 56, 1982, S. 93-97

<SCHO1> Schönecker, H.G.: Bedienerakzeptanz und technische Innovationen. Minerva, München, 1980

<SMA85> Engelbrecht, R.: Das Scholz-Medis-Arzneimittel-Informationssystem. SYSTEMS 85, München, 1985

<SPEC1> Specht, G.: Untersuchung zum Einfluß von Bildschirm-Arbeitsplätzen auf die Arbeitsplatzstrukturen aus sozioökonomischer Sicht. Das Krankenhaus 9, 1980, S. 324-328

<STEI1> Steinmüller, W., Ermer, L., Schimmel, W.: Datenschutz bei riskanten Systemen. Informatik-Berichte Band 13. Springer, Berlin Heidelberg New York, 1978

<STER1> Sterling, Th.D., Laudon K.: Humanizing Information Systems. Datamation 22, 1976, S. 53-56

<SYKE1> Sykes, D.J.: Positive personal identification. Datamation 24, 1978, S. 179-186

<TERR1> Terrasson, J.: The workstation's physical ergonomy-normalisation efforts. Data processing and information 2, Paris, Convention Inf., 1980, S. 107-110

<TWIE1> Twiehaus, J.: Der Schlüssel zur Computer-Software. ECON, Düsseldorf Wien, 1981

<WALT1> Walther, H.W.: The On-Line User Computer Interface: The Effects of Interface-Flexibility, Experience and Terminal-Type on User-Satisfication and Performance. Dissertation, University of Texas, Austin, 1973

<WOOD1> The Use of Passwords for controlled Access to Computer Resources. Nat. Bur. Stand., Washington, May 1977, S. 53

<ZAHR1> Zahrnt, C.: Einführung in die Besonderen Vertragsbedingungen (BVB) für die Miete, den Kauf und die Wartung von EDV-Anlagen und -Geräten. ÖVD 5, 1977, S.3-7

<ZAHR2> Zahrnt, C.: Die Beschaffung von Software in den BVB für die Beschaffung von Hardware. ÖVD 6, 1977, S. 13-16

<ZAHR3> Zahrnt, C.: Datenverarbeitungsverträge aus der Praxis für die Praxis. CW-Publikationen, München, 1979

Weiterführende Literaturangaben:

Barlow, M.: Computer Cure for a doctor' s dilemma. In: Personal Computing 4, 1983

Das EDV-Checkbuch für Ärzte 1986/87. Oldenbourg, München, 1986

Eimeren, W. van, Engelbrecht, R., Flagle, Ch.D. (Hrsg.): Third International Conference on System Science in Health Care. Springer, Berlin Heidelberg New York Tokyo, 1984

Geiss, E.: Praxisrechner: EDV-Organisation in der ambulanten Medizin. Medipress, Köln, 1984

Kästner-Schindler, I. (Hrsg.): Medizinische Dokumentation im Gesundheitswesen. Ecomed, Landsberg, 1983

Olufs, I.R.: Microcomputer für die Arztpraxis. Elektra, Neubiberg, 1985

Schneider, B. , Schönenberger, R. (Hrsg.): Datenverarbeitung im Gesundheitswesen. Springer, Berlin Heidelberg New York, 1976